U0802827

“十二五”职业教育国家规划教材
经全国职业教育教材审定委员会审定
全国卫生高等职业教育规划教材辅导教材

供临床医学类专业用

诊断学基础学习指导

第4版

主　编　陈　红（北京大学医学部）
　　　　郝长来（承德医学院）
副主编　陈江天（北京大学医学部）
　　　　张　颖（江西医学高等专科学校）
　　　　陈瑄瑄（漳州卫生职业学院）
　　　　白　福（乌兰察布医学高等专科学校）

北京大学医学出版社

ZHENDUANXUE JICHU XUEXIZHIDAO

图书在版编目（CIP）数据

诊断学基础学习指导/陈红，郝长来主编．—4版．—北京：北京大学医学出版社，2014.12

ISBN 978-7-5659-0984-9

Ⅰ.①诊… Ⅱ.①陈…②郝… Ⅲ.①诊断学—高等职业教育—教学参考资料 Ⅳ.①R44

中国版本图书馆CIP数据核字（2014）第271298号

诊断学基础学习指导（第4版）

主　　编：陈　红　郝长来
出版发行：北京大学医学出版社
地　　址：（100191）北京市海淀区学院路38号 北京大学医学部院内
电　　话：发行部 010-82802230；图书邮购 010-82802495
网　　址：http：//www.pumpress.com.cn
E-mail：booksale@bjmu.edu.cn
印　　刷：中煤涿州制图印刷厂北京分厂
经　　销：新华书店
责任编辑：高　瑾　　**责任校对：**金彤文　　**责任印制：**李　啸
开　　本：787mm×1092mm　1/16　　**印张：**10　　**字数：**230千字
版　　次：1998年12月第1版　2014年12月第4版　2014年12月第1次印刷
书　　号：ISBN 978-7-5659-0984-9
定　　价：20.00元

全国卫生高等职业教育规划教材辅导教材编写说明

本套学习指导是全国卫生高等职业教育规划教材的配套辅导教材。编写目的是便于学生理解和掌握主教材知识，提高实训实践能力，可作为相应课程的学习辅助用书、专升本考试复习资料、国家执业助理医师及护士执业资格考试的备考用书。

学习指导按照相应主教材章节顺序编排，每章（节）均包含测试题、参考答案。其中测试题涵盖教材主要知识点，同时紧扣执业助理医师、护士执业资格考试大纲，力求贴近执业资格考试的题型及试题比例。参考答案提供答题要点及思路，旨在提高学生的自主学习和自查自测能力。

书后附两套模拟试卷及参考答案。试题兼顾各章重点内容，题型覆盖日常考查、考试的常见题型，以及专升本考试、执业资格考试题型，便于学生自我检验学习效果，熟悉考试题型，明确考核的具体要求。

第4版前言

本书是全国卫生高等职业教育规划教材《诊断学基础》（第 4 版）配套使用的学习指导。编写本书的目的是为了使广大医学生能更好地理解、学习、掌握诊断学的基本知识，指导临床实践，提高应用水平。

本书依据《诊断学基础》（第 4 版）章节对应编写，在上一版基础上对题目进一步进行了精简与提升，并删除了填空题的题型。每章分两大部分，第一部分为测试题，包括名词解释题、选择题、简答题（论述题）等，其中选择题分别是 A_1 型题（单项选择题）、A_2 型题（病例摘要型最佳选择题）、A_3/A_4 型题（病例组型/串型最佳选择题）、B_1 型题（标准配伍题）。每一章可能出现全部题型，也可能只出现其中的几种或一种题型；第二部分是测试题的参考答案。本书还附有两套模拟试卷及解析，供学生自测整体掌握水平。

全书内容简明扼要、实用性强，便于学生在学习主教材的基础上，通过练习题与模拟题的实战演练，评价学习效果，及时调整学习目标，力求迅速、全面地达到预期目标。由于参加编写的作者来自多个单位，出题风格各不相同，可能会有一些偏题或错题，欢迎大家对本书的不足之处给予批评指正。

编者

目录

第一篇　问　　诊

第二篇　体格检查

第三篇　病历书写与诊断思维方法（略）

第四篇　实验诊断

第五篇 X线诊断

第六篇 其他检查

第一篇　问　诊

分篇主　编　陈　红（北京大学医学部）

分篇副主编　张　颖（江西医学高等专科学校）
左　力（北京大学医学部）

分篇编　委　郭淮莲（北京大学医学部）
何晋德（北京大学医学部）
李忠佑（北京大学医学部）
刘文玲（北京大学医学部）
刘元生（北京大学医学部）
卢冰冰（北京大学医学部）
任景怡（北京大学医学部）
苏　茵（北京大学医学部）
隋　准（北京大学医学部）
王智峰（北京大学医学部）
杨建丽（保山中医药高等专科学校）
张国艳（北京大学医学部）
赵海峰（乌兰察布医学高等专科学校）

第一篇 问　诊

第一章 问　诊

一、名词解释

1. 主诉　　2. 现病史

二、选择题

A 型题

1. 询问呼吸系统现病史时应询问哪一组症状
   A. 咳嗽、咳痰、一侧肢体肌肉萎缩
   B. 咳嗽、咯血、尿急
   C. 咳嗽、呼吸困难、腹泻
   D. 头晕、头痛、多尿、多饮
   E. 咳嗽、咳痰、咯血、胸痛、发热、盗汗等
2. 询问循环系统现病史时，应询问哪一组症状
   A. 心悸、腰痛、多食、多饮
   B. 呼吸困难、咳嗽、咳痰、一侧肢体无力
   C. 肌肉疼痛、肌肉萎缩、头痛、多尿、心悸
   D. 食欲不振、腹泻、咳嗽、咳痰
   E. 心悸、心前区痛、呼吸困难、咳嗽、咳痰、咯血、水肿等
3. 询问消化系统现病史时，应询问哪一组症状
   A. 咳嗽、咯血、便血、腹胀、多食、多尿
   B. 心悸、水肿、便秘、多尿、尿频
   C. 食欲不振、反酸、烧心、恶心、呕吐、腹痛、呕血、便血等
   D. 头晕、肢体麻木、关节痛、食欲不振、恶心、呕吐、腹泻、腹胀
4. 患者年龄应记录
   A. 青年
   B. 壮年
   C. 实足年龄
   D. 儿童
   E. 成年

B 型题

A. 咳嗽、咳痰、咯血、胸痛
B. 腹痛、腹泻、恶心、呕吐
C. 头晕、眼花
D. 肌肉疼痛、麻木、关节疼痛

1. 贫血常见的症状是
2. 呼吸系统常见的症状是
3. 消化系统常见的症状是
4. 骨骼肌肉系统常见的症状是

三、问答题

问诊包括哪些内容？

参考答案

一、名词解释

1. 主诉：是患者感觉最痛苦或最主要的一个或 2～3 个症状或体征及其经过时间，也就是促使患者就医的原因。

2. 现病史：是病史中的主体部分，是指疾病发生、发展至就诊的全过程。

二、选择题

A 型题

1. E　　2. E　　3. C　　4. C

B 型题

1. C　　2. A　　3. B　　4. D

三、问答题

一般项目、现病史、既往史、个人史、婚育史、月经史、家族史。

（陈　红）

第二章　常见症状

一、名词解释

1. 咯血　　2. 发绀　　3. 黄疸

二、选择题

A 型题

1. 保持正常人的体温相对恒定是由
   A. 大脑皮质控制
   B. 体温调节中枢和神经、体液因素调节
   C. 交感神经控制
   D. 迷走神经控制
   E. 自主神经控制
2. 稽留热是指
   A. 体温持续 39℃，持续 1 日
   B. 体温持续在 39～40℃，持续 1 天
   C. 体温持续 39～40℃，持续几天到几周，一日内波动不超过 1℃
   D. 体温升高达 39℃，每日波动在 2℃以上
   E. 体温持续升高 38℃，持续 2 天
3. 急性腹痛的临床特点是
   A. 持续性剧烈的腹痛
   B. 起病急，病情重，变化快
   C. 起病急，病程长
   D. 多见于腹腔内脏器破裂
   E. 腹痛伴恶心、呕吐
4. 进展性头痛见于
   A. 颅内肿瘤，结核性脑膜炎
   B. 偏头痛
   C. 高血压病
   D. 神经症
   E. 脑外伤
5. 突然发生剧烈的头痛，不发热，伴有呕吐、脑膜刺激征见于
   A. 脑肿瘤
   B. 高血压
   C. 蛛网膜下腔出血
   D. 脑血栓
   E. 化脓性脑膜炎
6. 下列哪项不是肾源性水肿的特点
   A. 水肿首先出现在眼睑与颜面部
   B. 晨起明显
   C. 可有高血压
   D. 可有尿改变
   E. 可有肝大
7. 胸痛在咳嗽及深呼吸时加重，其病变在
   A. 心脏
   B. 胸膜
   C. 肺部
   D. 纵隔
   E. 食管
8. 自发性气胸引起的胸痛临床表现为
   A. 疼痛沿肋间神经分布
   B. 疼痛部位固定，局部有压痛
   C. 疼痛发生在患侧，随咳嗽、深呼吸加重
   D. 疼痛可向左肩放射
   E. 疼痛随体位变化加重
9. 急性胆囊炎腹痛常发生在
   A. 右上腹部
   B. 左上腹部
   C. 左下腹部
   D. 下腹中部

E. 右下腹部

10. 周期性、节律性上腹痛常见于
A. 急性胆囊炎
B. 急性胰腺炎
C. 消化性溃疡
D. 胃穿孔
E. 肝炎

11. 阵发性剑突下钻顶样疼痛常见于
A. 胆道蛔虫病
B. 胆道结石
C. 胃肠穿孔
D. 胰腺炎
E. 宫外孕

12. 突然出现腹痛、休克、进行性血红蛋白降低，见于
A. 消化性溃疡穿孔
B. 胆道蛔虫病
C. 肝或脾破裂
D. 急性胆囊炎
E. 肾结石

13. 右心衰竭引起的水肿主要由于
A. 血浆蛋白质降低
B. 淋巴回流受阻
C. 毛细血管滤过压高
D. 下肢静脉血栓形成
E. 下肢动脉血栓形成

14. 水肿、大量蛋白尿常见于
A. 肾源性水肿
B. 营养不良性水肿
C. 局部静脉血栓形成
D. 局部淋巴回流受阻
E. 甲状腺功能减退

15. 营养不良性水肿常伴有
A. 低蛋白血症
B. 贫血
C. 腹水
D. 高血压
E. 门静脉高压

16. 呼气性呼吸困难常见于
A. 上呼吸道感染
B. 喉痉挛
C. 支气管哮喘
D. 贫血
E. 胸腔积液

17. Kussmaul 呼吸常见于
A. 喘息性支气管炎
B. 喉痉挛
C. 支气管哮喘
D. 酸中毒
E. 胸腔积液

18. 夜间阵发性呼吸困难常见于
A. 胸腔积液
B. 支气管炎
C. 急性左心衰竭
D. 喉炎
E. 右心衰竭

19. 潮式呼吸、毕奥呼吸常见于
A. 右心衰竭
B. 喉炎
C. 左心衰竭
D. 呼吸中枢受抑制
E. 情绪激动

20. 通气过度常可发生
A. 呼吸性酸中毒
B. 呼吸性碱中毒
C. 血白蛋白降低
D. 血红蛋白降低
E. 发绀

21. 吸气性呼吸困难伴有干咳常见于
A. 支气管哮喘
B. 大叶性肺炎
C. 胸腔积液
D. 支气管肺癌
E. 右心衰竭

22. 喷射性呕吐常见于
A. 肝炎
B. 胃炎
C. 颅内压增高
D. 尿毒症
E. 神经性呕吐

23. 肝细胞黄疸血液中
   A. 直接胆红素增高，间接胆红素降低
   B. 直接胆红素降低，间接胆红素增高
   C. 直接胆红素和间接胆红素均增高
   D. 肝功能一般正常
   E. 粪、血清总胆红素增高
24. 溶血性黄疸的特点是
   A. 红细胞减少
   B. 血浓缩
   C. 血红蛋白增高
   D. 尿胆红素阳性
   E. 骨髓象检查网织红细胞减少
25. 阻塞性黄疸的特征是
   A. 直接胆红素占总胆红素的 35% 以下
   B. 有红细胞形态异常
   C. 尿胆素阳性
   D. 血红蛋白尿
   E. 脾大
26. 深昏迷时出现
   A. 躁动
   B. 血压不会下降
   C. 谵妄
   D. 生理反射消失
   E. 呼吸不会发生异常
27. 意识障碍伴瞳孔缩小见于
   A. 有机磷、巴比妥类药物中毒
   B. 低血糖昏迷
   C. 颅内压增高、高血压脑病
   D. 蛛网膜下腔出血、脑膜炎
   E. 脑出血、脑梗死
28. 周围性面瘫和中枢性面瘫鉴别的依据是
   A. 能否皱额、闭目
   B. 能否鼓腮、吹口哨
   C. 是否口角歪斜
   D. 是否鼻唇沟变浅
   E. 伸舌是否有歪斜
29. 抽搐患者最有价值的检查是
   A. 血常规
   B. 电解质
   C. 脑电图
   D. 肝功能
   E. 脑血流图
30. 某患者右侧额纹消失、眼睑不能闭合和鼻唇沟变浅，露齿时口角向左偏斜，可能是
   A. 右侧中枢性面瘫
   B. 左侧中枢性面瘫
   C. 右侧周围性面瘫
   D. 左侧周围性面瘫
   E. 双侧周围性面瘫
31. 静止出现节律性颤动，随意运动时减轻，入睡后完全消失。此症状为
   A. 静止性震颤
   B. 舞蹈样动作
   C. 手足徐动症
   D. 扭转痉挛
   E. 意向性震颤
32. 下述哪项表述不能区别真性、假性延髓性麻痹
   A. 咽反射消失
   B. 下颌反射亢进
   C. 舌肌萎缩
   D. 发音嘶哑
   E. 吞咽困难
33. 上运动神经元瘫痪的特点是
   A. 肌张力减低
   B. 腱反射减弱
   C. 跖反射减弱
   D. 可出现病理反射
   E. 有肌束震颤

B 型题

   A. 高热，体温每日波动 2℃以上
   B. 体温 37.3～38℃
   C. 体温 38.1～39℃
   D. 体温 39.1～41℃
   E. 体温 41℃以上

1. 弛张热为
2. 低热为
3. 中等热为
4. 超高热为
5. 高热为

A. 体温持续 39～40℃，达几天或几周
B. 发热无一定的规律
C. 间歇热
D. 波状热
E. 回归热

6. 结核病常见的热型为
7. 霍奇金淋巴瘤常见的热型为
8. 布鲁菌病常见的热型为
9. 大叶性肺炎的热型为
10. 疟疾常见的热型为

A. 发热伴局限性淋巴结肿大
B. 发热伴结膜充血
C. 发热伴黄疸
D. 发热伴关节肿痛
E. 发热伴单纯疱疹

11. 大叶性肺炎的发热常为
12. 风湿热的发热常为
13. 麻疹的发热常为
14. 重症病毒性肝炎的发热常为
15. 淋巴结炎的发热常为

A. 呼气性呼吸困难
B. 吸气性呼吸困难
C. 混合性呼吸困难
D. 心源性呼吸困难
E. 呼吸困难伴有呼吸节律不齐

16. 支气管哮喘多表现为
17. 中枢性呼吸衰竭多表现为
18. 气管异物多表现为
19. 广泛性肺间质纤维化多表现为
20. 急性心肌梗死出现呼吸困难为

A. 喷射状呕吐
B. 呕吐量多且有粪臭味
C. 反射性呕吐
D. 呕吐伴有眩晕
E. 呕吐为隔夜宿食

21. 前庭器官疾病常为
22. 幽门梗阻常为
23. 胃肠炎引起的呕吐属于
24. 低位肠梗阻引起的呕吐为
25. 颅内压增高多表现为

A. 伴有吞咽困难
B. 咖啡样物
C. 暗红色
D. 伴有明显腹部绞痛
E. 伴有皮肤黏膜出血

26. 肝硬化食管静脉曲张破裂，呕血颜色为
27. 胃癌的呕血颜色多为
28. 食管癌的呕血可
29. 严重肝病的呕血多
30. 胆道出血多

A. 沙门菌感染
B. 急性腹泻
C. 慢性腹泻
D. 腹泻伴有里急后重
E. 腹泻伴有高热

31. 霍乱引起的腹泻为
32. 急性痢疾引起的腹泻可有
33. 结肠结核多为
34. 细菌性食物中毒引起的腹泻多由于
35. 急性中毒性痢疾的表现为

A. 黄疸伴有腹水
B. 黄疸伴有发热
C. 黄疸伴有贫血
D. 胆汁淤积性黄疸
E. 肝细胞性黄疸

36. 急性溶血性黄疸多为

37. 肝炎引起的黄疸称为
38. 急性胆管炎引起的黄疸多为
39. 肝外、肝内胆管阻塞引起的黄疸称为
40. 肝硬化引起的黄疸多为

A. 先有发热后有意识障碍
B. 先有意识障碍后有发热
C. 瞳孔散大
D. 瞳孔缩小
E. 双侧瞳孔不等大

41. 由感染引起的意识障碍多为
42. 由非感染性疾病引起的意识障碍多为
43. 吗啡中毒瞳孔多为
44. 动眼神经麻痹多为
45. 酒精中毒瞳孔多为
46. 有机磷中毒瞳孔多为

A. 眼震程度与眩晕一致
B. 假性眩晕
C. 与复视有关
D. 头晕、头胀、头重脚轻
E. 伴心律失常、心力衰竭

47. 眼源性眩晕
48. 心源性眩晕
49. 前庭周围性眩晕
50. 前庭中枢性眩晕
51. 非前庭系统性眩晕

A. 腱反射亢进
B. 病理征阴性
C. 肌萎缩明显
D. 交叉性瘫痪
E. 伴有偏盲

52. 下运动神经元性瘫痪
53. 脑干病变
54. 肌源性瘫痪
55. 内囊病变
56. 上运动神经元性瘫痪

A. 情绪紧张引起
B. 由蹲位突然站立时引起
C. 有慢性阻塞性肺疾病病史
D. 脑血管病变引起
E. 严重心律失常引起

57. 脑源性晕厥
58. 心源性晕厥
59. 体位性晕厥

三、问答题

心肌梗死的临床特点？

参考答案

一、名词解释

1. 咯血：喉及喉以下呼吸道及肺组织出血，由口腔排出者称为咯血。
2. 发绀：发绀是指血液中还原血红蛋白增多，皮肤黏膜呈青紫色表现。
3. 黄疸：由于胆红素代谢障碍，致血液中胆红素浓度增高，引起巩膜、黏膜、皮肤、体液发黄的现象，即为黄疸。

二、选择题

A 型题

1. B	2. C	3. B	4. A	5. C	6. E	7. B	8. C	9. A
10. C	11. A	12. C	13. C	14. A	15. A	16. C	17. D	18. C
19. D	20. B	21. D	22. C	23. C	24. A	25. C	26. D	27. A
28. A	29. C	30. C	31. A	32. A	33. D			

B 型题

1. A	2. B	3. C	4. E	5. D	6. B	7. E	8. D	9. A
10. C	11. E	12. D	13. B	14. C	15. A	16. A	17. E	18. B
19. C	20. D	21. D	22. E	23. C	24. B	25. A	26. C	27. B
28. A	29. E	30. D	31. B	32. D	33. C	34. A	35. E	36. C
37. E	38. B	39. D	40. A	41. A	42. B	43. D	44. C	45. C
46. D	47. C	48. E	49. A	50. B	51. D	52. B	53. D	54. C
55. E	56. A	57. D	58. E	59. B				

三、问答题

心肌梗死的临床特点为胸痛持续时间超过 30 分钟，含服硝酸甘油无效，发作前可无诱因。

（陈　红）

第二篇　体格检查

分篇主　编　陈江天（北京大学医学部）

分篇副主编　陈瑄瑄（漳州卫生职业学院）

白　福（乌兰察布医学高等专科学校）

分篇编　委　陈江天（北京大学医学部）

郭淮莲（北京大学医学部）

郝春艳（山西医科大学）

饶学军（保山中医药高等专科学校）

王　虹（承德医学院）

杨林瀛（承德医学院）

张　萍（清华大学长庚医院）

第二篇　体格检查

第一章　体格检查的基本方法

一、名词解释

体征

二、选择题

A 型题

1. 浅部触诊法适用于检查
   A. 肝
   B. 脾
   C. 肾
   D. 腹腔肿块
   E. 浅表淋巴结
2. 触诊腹肌有无抵抗感，首选的触诊方法是
   A. 深部插入触诊法
   B. 浅部触诊法
   C. 滑动触诊法
   D. 深部双手触诊法
   E. 深部冲击触诊法
3. 触诊有无深在的压痛点，常用的方法是
   A. 浅部触诊法
   B. 深压触诊法
   C. 冲击触诊法
   D. 滑动触诊法
   E. 双手触诊法
4. 叩诊为过清音的疾病是
   A. 气胸
   B. 肺炎
   C. 肺气肿
   D. 肺空洞
   E. 胸腔积液
5. 检查大量腹水的患者腹腔内有无肿物，常用的触诊方法是
   A. 浅部触诊法
   B. 插入触诊法
   C. 冲击触诊法
   D. 双手触诊法
   E. 滑动触诊法
6. 双手触诊法用于下述哪项检查
   A. 肾是否肿大
   B. 有无腹水
   C. 有无触痛
   D. 有无肠梗阻
   E. 有无阑尾炎
7. 关于嗅诊不对的是
   A. 烂苹果味见于糖尿病酮症酸中毒
   B. 刺激性蒜味见于有机磷农药中毒
   C. 呼吸有氨味见于尿毒症
   D. 肝臭味见于阿米巴痢疾
   E. 呕吐物有浓烈的酸味见于幽门梗阻
8. 肺部叩诊音呈鼓音见于
   A. 胸腔积液
   B. 气胸
   C. 肺炎

D. 胸膜肥厚
E. 肺气肿

9. 叩诊为鼓音不见于
A. 气胸
B. 气腹
C. 肺气肿
D. 胃泡区
E. 肺内巨大空洞

10. 大量腹水时检查肝是否肿大的最佳方法是
A. 双手触诊法
B. 冲击触诊法
C. 滑动触诊法
D. 插入触诊法
E. 浅部触诊法

11. 呼吸有烂苹果味的疾病是
A. 肺脓肿
B. 尿毒症
C. 肝性脑病
D. 有机磷农药中毒
E. 糖尿病酮症酸中毒

12. 肺部叩诊呈浊音见于
A. 肺气肿
B. 大量胸腔积液
C. 肺炎
D. 严重胸膜肥厚
E. 肺内巨大空洞

13. 下列哪项属于局部视诊内容
A. 营养、意识状态
B. 面容、表情
C. 步态、姿势
D. 胸、腹形态
E. 发育与体型

14. 触诊对全身哪个部位的检查更重要
A. 胸部
B. 腹部
C. 皮肤
D. 神经系统
E. 颈部

15. 关于听诊法的叙述，下列哪项是正确的
A. 直接听诊法是医生应用耳郭贴附在被检查者的体表进行听诊，因不需用听诊器，可广泛使用
B. 间接听诊法即用听诊器进行听诊的检查方法，此法方便，且对器官运动的声音还能起到放大作用
C. 听诊器钟型体件适用于检查高调声音
D. 听诊器鼓型体件适用于检查低调声音
E. 听诊器的使用是诊断腹部疾病的最重要手段

16. 下列关于嗅诊的叙述，哪项是正确的
A. 所有的痰液均有臭味
B. 嗅到痰液有恶臭味提示可能患支气管扩张或肺脓肿
C. 凡脓液均有臭味
D. 脓液恶臭味考虑为非化脓性感染
E. 正常人唾液有强烈刺激性气味

17. 视诊能观察到全身一般状态和许多全身及局部的体征，下列哪项除外
A. 年龄
B. 发育、营养状况
C. 肝大
D. 表情
E. 体位及步态

18. 关于触诊的注意事项，下列哪项是错误的
A. 检查时手要温暖、轻柔
B. 医生应站在患者的右侧，面向患者
C. 检查腹部脏器时，患者可取仰卧位或侧卧位
D. 做下腹部检查必须要患者排尿后才检查
E. 触诊时要手脑并用

19. 下列各项中，哪些无法用叩诊确定
A. 肺尖宽度
B. 腹水的有无

C. 肺部病变的大小与性质
D. 心界的大小与形态
E. 软组织肿胀的程度

20. 关于叩诊方法的叙述，下列哪项是错误的
A. 因叩诊的部位不同，患者须采取适宜的体位
B. 叩诊胸部时取坐位或卧位
C. 叩诊腹部时常取仰卧位
D. 如腹水量很少或确定是否存在时，可嘱患者取肘膝位
E. 少量腹水时，叩诊最好取坐位

21. 关于呕吐物的气味，下列哪项是正确的
A. 单纯饮食性胃内容物无任何气味
B. 呕吐物有酸臭味，考虑肠梗阻存在
C. 呕吐物若出现粪便味，提示食物在胃内滞留时间过长而发酵
D. 呕吐物为未消化食物并有浓烈的酒味，见于大量饮酒后或醉酒者
E. 呕吐物为刺激性蒜味，见于糖尿病酮症酸中毒

22. 下列哪种方法最适用于检查肠管或条索状包块
A. 浅部触诊法
B. 深部滑行触诊法
C. 双手触诊法
D. 深压触诊法
E. 冲击触诊法

23. 浅部触诊法适用于检查
A. 关节、阴囊、精索
B. 阑尾压痛点
C. 胆囊压痛点
D. 腹部反跳痛
E. 肾

B 型题

A. 浊音
B. 实音
C. 鼓音
D. 清音
E. 过清音

1. 正常肺部叩诊音是
2. 大量胸腔积液的叩诊音是
3. 高度胸膜肥厚时叩诊音为
4. 肺炎时叩诊音为
5. 气胸时叩诊音为
6. 肺气肿的叩诊音是
7. 肺内巨大空洞的叩诊音是

三、问答题

简述间接叩诊法的注意事项？

参考答案

一、名词解释

体征：体格检查所获得的临床现象称为体征。

二、选择题

A 型题

1. E　2. B　3. B　4. C　5. C　6. A　7. D　8. B　9. C
10. B　11. E　12. C　13. D　14. B　15. B　16. B　17. C　18. D
19. E　20. E　21. D　22. B　23. A

B 型题

1. D　2. B　3. B　4. A　5. C　6. E　7. C

三、问答题

间接叩诊时应注意：叩击方向应与被叩部位的体表垂直；以腕关节及指掌关节活动为主，避免肘关节及肩关节参与运动；叩击动作要灵活、短促、富有弹性；叩击后右手立即抬起，以免影响振幅及频率；叩击力量适中、均匀、间隔相等、有节律性等。

（陈江天）

第二章　一般检查

一、名词解释

1. 强迫体位　　2. 端坐呼吸

二、选择题

A 型题

1. 两颊潮红、鼻翼扇动、口唇疱疹、咳嗽时表情痛苦，常见于
   A. 伤寒
   B. 脑膜炎
   C. 大叶性肺炎
   D. 风心病二尖瓣狭窄
   E. 脱水
2. 关于发育与体型，正确的描述是
   A. 正常成人胸围等于身高的一半
   B. 坐高短于下肢的长度
   C. 两上肢展开的长度小于身高
   D. 正常发育与种族无关
   E. 正常发育与体育锻炼无关
3. 蜘蛛痣见于
   A. 伤寒
   B. 尿毒症
   C. 肝硬化
   D. 肺结核
   E. 心力衰竭
4. 右锁骨上窝淋巴结肿大应考虑的疾病是
   A. 胃癌转移
   B. 淋巴结结核
   C. 鼻咽癌转移
   D. 胸部肿瘤转移
   E. 非特异性淋巴结炎
5. 醉酒步态常见于
   A. 小脑疾病
   B. 震颤性麻痹
   C. 脊髓痨
   D. 佝偻病
   E. 脑梗死
6. 荨麻疹常见于
   A. 麻疹
   B. 猩红热
   C. 水痘
   D. 药物过敏
   E. 伤寒
7. 角弓反张常见于
   A. 破伤风
   B. 肺炎
   C. 急性腹膜炎
   D. 小脑疾病
   E. 胆石症
8. 哪种疾病表现为满月面容
   A. 肢端肥大症
   B. 慢性肾小球肾炎
   C. 甲状腺功能减退
   D. 原发性醛固酮增多症
   E. 库欣（Cushing）综合征
9. 皮肤脱屑常见于
   A. 水痘
   B. 荨麻疹
   C. 银屑病
   D. 伤寒
   E. 紫癜
10. 下列描述哪一项是错误的
   A. 角弓反张见于破伤风
   B. 端坐呼吸见于心肺功能不全

C. 强迫蹲位见于某些先天性心脏病
D. 强迫仰卧位见于一侧大量胸腔积液
E. 辗转体位常见于胆石症

11. 肥胖的标准是
A. 超过标准体重的5%以上
B. 超过标准体重的10%以上
C. 超过标准体重的15%以上
D. 超过标准体重的20%以上
E. 超过标准体重的25%以上

12. 恶性肿瘤淋巴结转移的特点是
A. 压痛明显
B. 质地柔软
C. 易破溃
D. 不发生进行性肿大
E. 质硬、无压痛

13. 关于疾病对性征的影响，下列哪项是正确的
A. 肾上腺皮质肿瘤的患者不会发生女性男性化
B. 肝硬化可引起男性乳房女性化（男乳女化）
C. 长期使用肾上腺皮质激素的慢性肾炎女性患者，不可能发生男性化
D. 支气管肺癌不引起男性乳房发育
E. 肺结核可使男性乳房发育

14. 关于发育与体型的概念，下列哪项是正确的
A. 判断发育正常与否，体格成长状态是唯一的条件
B. 体型是身体各部分发育的外观表现
C. 甲状腺对体格发育无促进作用
D. 性腺分泌对体格发育无影响
E. 除正力型以外，超力型、无力型均属于病态

15. 判断营养状态最简便而迅速的方法是观察
A. 皮肤弹性
B. 毛发的多少
C. 皮下脂肪充实程度
D. 肌肉的发育
E. 指甲有无光泽

16. 判断脂肪充实程度最方便、最适宜的部位是
A. 前臂的屈侧或上臂背侧下1/3
B. 手背或上臂内侧
C. 上腹部
D. 手背或上臂背侧下1/3
E. 前臂的屈侧或手背

17. 外源性肥胖的原因较多，主要是由于
A. 摄入热量过多
B. 家族遗传
C. 内分泌疾病所致
D. 民族不同
E. 精神因素

18. 恶病质是指
A. 病危者
B. 极度消瘦者
C. 被动体位的患者
D. 高热昏迷者
E. 典型无力型者

19. 强迫体位见于下列哪种情况
A. 疾病早期
B. 意识丧失
C. 心肺功能不全
D. 极度衰弱
E. 轻症

20. 被动体位见于下列哪种疾病
A. 极度衰竭或意识丧失者
B. 急性腹膜炎
C. 大量胸腔积液
D. 心力衰竭
E. 脊柱疾病

21. 患者不能自己调整或变换肢体的位置，称为
A. 自主体位
B. 被动体位
C. 强迫体位

D. 强迫仰卧位
E. 强迫侧卧位

22. 胆石症、胆道蛔虫病、肾绞痛患者，腹痛症状发作时，多采取何种体位
A. 强迫蹲位
B. 强迫仰卧位
C. 强迫俯卧位
D. 强迫坐位
E. 辗转体位

23. 慌张步态是指起步后小步急速趋行，身体前倾有难以止步之势，见于
A. 大骨节病
B. 酒精中毒
C. 震颤性麻痹
D. 高血压心脏病
E. 下肢畸形

24. 体格检查时，鉴别是否为黄疸，下列判断哪项正确
A. 皮肤有黄染肯定是黄疸
B. 巩膜有黄染肯定为黄疸
C. 巩膜黄染仅在角膜缘周围，离角膜缘愈远，黄染愈浅，系食物或药物所致的黄染
D. 黄疸患者血中胡萝卜素的含量超过 2500mg/L
E. 出现黄汗为黄疸另一重要表现

25. 身体的外露部分，以及乳头、腋窝、生殖器官、关节、肛门周围等皮肤色素加深，口腔黏膜色素沉着，常见于下列哪种疾病
A. 慢性肾上腺皮质功能减退
B. 肝硬化
C. 晚期肝癌
D. 肢端肥大症
E. 疟疾

26. 白癜风、白斑和白化症，其色素脱失是由于哪一物质缺乏所致
A. 酪氨酸酶
B. 酪氨酸
C. 苯丙氨酸
D. 二羟苯丙氨酸
E. 氨基酶

27. 下列哪种疾病出汗少、皮肤常干燥
A. 脑炎后遗症
B. 结核病
C. 甲状腺功能亢进
D. 维生素 A 缺乏
E. 佝偻病

28. 下列哪种疾病出汗较多
A. 黏液性水肿
B. 硬皮病
C. 风湿病
D. 尿毒症
E. 脱水

29. 检查皮肤弹性时，常选择的部位是
A. 上腹部
B. 手背或上臂内侧部
C. 前臂内侧或上臂内侧部
D. 手背或上臂外侧部
E. 手背或胫前

30. 斑疹表现为局部皮肤发红，一般不凸出皮面，见于下列哪种疾病
A. 药物疹
B. 麻疹
C. 猩红热
D. 丹毒
E. 湿疹

31. 下列哪项不属于皮肤或黏膜下出血
A. 瘀点
B. 紫癜
C. 蜘蛛痣
D. 瘀斑
E. 血肿

32. 当左侧锁骨上窝淋巴结肿大时，被称为 Virchow 淋巴结，它是什么的标志
A. 鼻咽癌转移
B. 胃癌、食管癌转移
C. 肺癌转移
D. 胸膜间皮瘤转移

E. 甲状腺癌转移

33. 可引起全身淋巴结肿大的疾病为
A. 化脓性扁桃体炎
B. 牙龈炎
C. 转移癌
D. 急性乳腺炎
E. 传染性单核细胞增多症

34. 淋巴结结核常发生的部位在
A. 颌下
B. 颈部血管周围
C. 腋窝
D. 滑车上
E. 腹股沟

35. 下列哪项不能用于区别第二性征
A. 声音强弱和音调
B. 皮肤色素分布
C. 体毛和阴毛分布的特征
D. 乳房发育及皮下脂肪
E. 肌肉发达程度

36. 下列哪项不属于意识障碍
A. 嗜睡
B. 抑郁
C. 谵妄
D. 昏睡
E. 昏迷

37. 下列哪种疾病不出现皮肤发红
A. 猩红热
B. 一氧化碳中毒
C. 阿托品中毒
D. 有机磷中毒
E. 库欣（Cushing）综合征

38. 关于皮肤弹性的叙述，下列哪项是错误的
A. 儿童与青年皮肤紧张富有弹性
B. 中年以后皮肤弹性减退
C. 长期消耗性疾病，皮肤弹性减退
D. 严重脱水患者，皮肤弹性减退
E. 发热时皮肤弹性减退

39. 关于蜘蛛痣的概念，下列哪项是错误的
A. 出现的部位大多在上腔静脉分布的区域内
B. 大小不等，直径可由帽针头大小到数厘米以上
C. 体检发现蜘蛛痣便可诊断肝硬化
D. 蜘蛛痣的发生一般认为与肝对体内雌激素的灭活作用减弱有关
E. 蜘蛛痣常见于急、慢性肝炎或肝硬化

40. 下列哪种情况不会引起全身淋巴结肿大
A. 传染性单核细胞增多症
B. 淋巴瘤
C. 急性白血病
D. 急、慢性淋巴结炎
E. 再生障碍性贫血

41. 关于癌症转移引起的淋巴结肿大的特点，下列哪项是错误的
A. 质地坚硬
B. 表面可光滑或突起
C. 与周围组织粘连
D. 无压痛
E. 局部皮肤红肿

42. 关于淋巴结所收集淋巴液的范围（区域），下列哪项是错误的
A. 颈深部淋巴结上群收集鼻咽部淋巴液
B. 腋窝淋巴结群收集躯干上部、乳腺、胸壁等处的淋巴液
C. 右侧锁骨上淋巴结群收集胃、胰腺、肠道等器官的淋巴液
D. 颈深部淋巴结下群收集咽喉、气管、甲状腺等处淋巴液
E. 耳后、乳突区的淋巴结收集头皮范围内的淋巴液

43. 关于发绀的概念，下列哪项是错误的
A. 发绀主要为血液中还原血红蛋白增高所致
B. 发绀见于缺氧，缺氧一定有发绀

C. 发绀时皮肤呈青紫色
D. 发绀常见的部位为口唇、耳郭、面颊、肢端
E. 血液中存在异常血红蛋白衍化物，也可出现发绀

44. 男，58岁，咳嗽4年，2个月来痰中带血，消瘦，X线胸片示右上肺密度较高圆形阴影。如果该患者淋巴结肿大，哪组区域的浅表淋巴结最先肿大的可能性大
A. 左颈深淋巴结上群
B. 右颈深淋巴结上群
C. 左锁骨上窝淋巴结
D. 右锁骨上窝淋巴结
E. 右颈深淋巴结下群

B型题

A. 皮肤苍白
B. 皮肤发红
C. 发绀
D. 黄疸
E. 色素脱失

1. 肝功能损害可表现为
2. 贫血可表现为
3. 先天性心脏病可表现为
4. 醉酒可表现为
5. 白癜风可表现为

A. 斑疹
B. 丘疹
C. 斑丘疹
D. 结节
E. 荨麻疹

6. 水痘为
7. 伤寒的皮疹多为
8. 食物过敏的皮疹多为
9. 猩红热的皮疹多为
10. 风疹的皮疹多为

A. 蜘蛛痣
B. 皮下气肿
C. 皮肤脱屑
D. 皮肤弹性差
E. 脱发

11. 产气菌感染时可发生
12. 猩红热可发生
13. 银屑病可发生
14. 脱水可发生
15. 黏液性水肿可发生

A. 左锁骨上淋巴结肿大
B. 右锁骨上淋巴结肿大
C. 腋下淋巴结肿大
D. 颈部淋巴结肿大
E. 全身性淋巴结肿大

16. 白血病可表现为
17. 胃癌转移可出现
18. 鼻咽癌转移可出现
19. 右肺癌可出现
20. 乳腺癌可出现

三、问答题

1. 皮下出血如何分类?
2. 检查淋巴结肿大应注意哪些问题?

参考答案

一、名词解释

1. 强迫体位：患者为减轻痛苦，被迫采取的某种特殊体位。

2. 端坐呼吸：患者呈坐位或半坐位，两手置于膝盖上或扶持床边，有利于呼吸肌运动并使膈肌下降、肺换气量增加、下肢回心血量减少、心脏负担减轻，见于心力衰竭患者。

二、选择题

A 型题

1. C	2. A	3. C	4. D	5. A	6. D	7. A	8. E	9. C
10. D	11. D	12. E	13. B	14. B	15. C	16. A	17. A	18. B
19. C	20. A	21. B	22. E	23. C	24. C	25. A	26. A	27. D
28. C	29. B	30. D	31. C	32. B	33. E	34. B	35. B	36. B
37. D	38. E	39. C	40. E	41. E	42. C	43. B	44. D	

B 型题

1. D	2. A	3. C	4. B	5. E	6. B	7. A	8. E	9. C
10. C	11. B	12. C	13. C	14. D	15. E	16. E	17. A	18. D
19. B	20. C							

三、简答题

1. 皮下出血分为：直径小于 2mm 为瘀点；3～5mm 为紫癜；大于 5mm 为瘀斑；片状出血并伴皮肤显著隆起者为血肿。

2. 注意大小，数量，质地，有无压痛，活动度，有无粘连，局部皮肤有无红肿、瘢痕及瘘管等。

（白　福）

第三章　头部检查

一、名词解释

颈静脉怒张

二、选择题

A 型题

1. 草莓舌见于
   A. 猩红热
   B. 糙皮病
   C. 缺铁性贫血
   D. 核黄素缺乏病
   E. 唐氏综合征
2. 双侧瞳孔大小不等见于
   A. 神经炎
   B. Wilson 病
   C. 阿托品中毒
   D. 脑疝
   E. 重度脱水
3. 双侧瞳孔缩小见于
   A. 白内障
   B. 青光眼
   C. 有机磷农药中毒
   D. 高血压
   E. 屈光不正
4. 导致瞳孔扩大的疾病**不包括**
   A. 青光眼
   B. 虹膜炎
   C. 濒死状态
   D. 视神经萎缩
   E. 阿托品中毒
5. 双侧眼球突出常见于
   A. 一侧眼眶内占位性病变
   B. 严重脱水
   C. 青光眼
   D. 甲状腺功能亢进
   E. 脑炎
6. 口唇发绀提示
   A. 缺氧
   B. 贫血
   C. 发热
   D. 唇癌
   E. 病毒感染
7. 伸舌时出现震颤见于
   A. 咽炎
   B. 扁桃体炎
   C. 甲状腺功能亢进
   D. 猩红热
   E. 喉炎
8. Ⅲ度扁桃体肿大描述正确的是
   A. 达到腭咽弓
   B. 达到腭舌弓
   C. 未超过腭咽弓
   D. 达到咽后壁中线
   E. 未达到咽后壁中线
9. 双侧眼睑下垂见于
   A. 营养不良
   B. 重症肌无力
   C. 贫血
   D. 甲状腺功能亢进
   E. 脑炎
10. 外耳道有脓性分泌物见于
   A. 脑外伤
   B. 脑膜炎
   C. 颅底骨折
   D. 中耳炎

E. 脑炎

11. 巨颅见于

A. 脑积水

B. 脑膜炎

C. 颅内出血

D. 先天畸形

E. 小儿佝偻病

12. 齿槽脓肿时口腔可出现的气味是

A. 血腥味

B. 烂苹果味

C. 腥臭味

D. 尿味

E. 大蒜味

13. 小儿囟门闭合时间多在

A. 6～10 个月

B. 6～12 个月

C. 12～18 个月

D. 12～20 个月

E. 18～24 个月

14. 角膜边缘出现黄色或棕褐色的色素环，称 Kayser-Fleischer 环，是由于下列哪种原因所致

A. 先天性因素

B. 类脂质沉着

C. 铜代谢障碍

D. 维生素 A 缺乏

E. 角膜血管增生

15. 鼻梁部皮肤出现红色斑块，病损处高起皮面并向两侧面颊部扩展，见于

A. 黑热病

B. 酒渣鼻

C. 肝疾病

D. 二尖瓣面容

E. 系统性红斑狼疮

16. 妇女如发生周期性鼻出血，则应考虑

A. 高血压病

B. 再生障碍性贫血

C. 维生素 K 缺乏

D. 维生素 C 缺乏

E. 子宫内膜异位症

17. 口唇疱疹常伴发于

A. 肝炎

B. 肺结核

C. 间质性肺炎

D. 慢性支气管炎

E. 流行性脑脊髓膜炎

18. 麻疹黏膜斑（Koplik 斑）的描述，下列哪项正确

A. 颊黏膜瘀斑

B. 颊黏膜蓝黑色色素沉着

C. 颊黏膜充血、肿胀并伴有小出血点

D. 颊黏膜白色斑块，大小不等高出表面

E. 相当于第二磨牙的颊黏膜处帽针头大小白色斑点

19. 关于正常人头围大小的叙述，下列哪项是**错误**的

A. 新生儿的头围约 34cm

B. 出生后第二年增加 2cm

C. 18 岁以后头围无变化

D. 18 岁头围可达 60cm 或以上

E. 出生后前半年增加 8cm，后半年增加 3cm

20. 检查结膜时，翻转眼睑的要领下列哪项是**错误**的

A. 用示指和拇指捏住上睑中外 1/3 交界部的边缘

B. 嘱被检查者向前看

C. 此时示指与拇指轻轻向前下方牵拉

D. 然后示指向下压迫睑板上缘

E. 同时与拇指配合将睑缘向上捻转即可将眼睑翻开

21. 下列关于瞳孔的叙述，哪项是**错误**的

A. 正常的瞳孔双侧等圆、等大

B. 青光眼或眼内肿瘤时，瞳孔可呈椭圆形

C. 青少年瞳孔较大

D. 婴幼儿瞳孔较小
E. 老年人瞳孔较大

22. 下列关于眼色觉功能的叙述，哪项是错误的
A. 色盲又分先天性与后天性两种
B. 色觉的异常可分为色弱和色盲两种
C. 后天性色盲多由视神经萎缩或球后视神经炎引起
D. 先天性色盲是遗传性疾病，遗传基因由男性携带，显于女性
E. 色弱为对颜色的识别能力减低，色盲为对颜色的识别能力丧失

23. 小儿囟门闭合过早可形成下列哪种畸形
A. 尖颅
B. 小颅
C. 方颅
D. 长颅
E. 巨颅

24. 长颅表现为自颅顶至下颌部的长度明显增加，见于
A. 先天性梅毒
B. 肢端肥大症
C. 缺钙
D. 脑积水
E. 囟门闭合过早

25. 正常虹膜纹理近瞳孔部分呈放射状排列，周边呈环形排列，若纹理模糊或消失，其原因为
A. 虹膜前粘连
B. 外伤
C. 虹膜炎症、水肿
D. 先天性虹膜缺损
E. 严重沙眼

26. 鼻黏膜萎缩，鼻腔分泌物减少，鼻甲缩小，鼻腔宽大，嗅觉减退或丧失，见于
A. 急性鼻炎
B. 慢性鼻炎
C. 慢性萎缩性鼻炎
D. 过敏性鼻炎
E. 鼻腔化脓性炎症先兆

27. 口腔黏膜出现蓝黑色色素沉着斑片，指缝、乳晕等处也有色素沉着，多见于
A. 肾上腺皮质功能减退症
B. 克汀病
C. 黏液性水肿
D. 肢端肥大症
E. 库欣综合征

28. 下列哪种咽部病变应考虑为咽白喉
A. 咽部黏膜充血、红肿
B. 咽部黏膜充血、表面粗糙，咽后壁见淋巴滤泡增生
C. 咽及口腔见大片白色物附着
D. 扁桃体红肿，表面有白色脓性分泌物，易去除
E. 扁桃体红肿，表面的白色假膜不易剥离，若强行剥离易引起出血

29. 关于巩膜的叙述，下列哪项是错误的
A. 巩膜不透明，又因血管极少，故呈瓷白色
B. 在结膜发生黄染时，巩膜部最为明显
C. 中年后在内眦部可出现黄色斑块，为脂肪沉着所致
D. 巩膜内眦部脂肪沉着的斑块分布不均匀，应与黄疸鉴别
E. 血液中其他黄色色素成分（如胡萝卜素等）增多时，一般巩膜黄染出现在远离角膜处

30. 关于口唇的病变，下列哪项是错误的
A. 口唇苍白可见于主动脉瓣关闭不全
B. 口唇发绀可见于呼吸衰竭
C. 口唇干燥并有皲裂见于营养不良
D. 口唇疱疹可见于大叶性肺炎

E. 口唇深红见于急性发热性疾病

31. 关于鼻咽的特点及病变，下列哪项是错误的
    A. 鼻咽位于软腭平面之上、鼻腔的后方
    B. 儿童时期，鼻咽部淋巴结组织丰富，称为腺样体或增殖体
    C. 青春期前后，腺样体逐渐萎缩
    D. 腺样体过度肥大，可发生鼻塞、张口呼吸和语音单调
    E. 鼻咽部一侧如有血性分泌物和耳鸣、耳聋，应考虑早期鼻咽炎
32. 关于腮腺的概念，下列哪项是错误的
    A. 腮腺位于耳屏、下颌角、颧弓所构成的三角区内
    B. 正常腮腺体薄而软，触诊时摸不出腺体的轮廓
    C. 腮腺肿大时可见到以耳垂为中心的隆起，并可触到边缘不明显的包块
    D. 腮腺导管位于颧骨下 1.5cm 处，横过嚼肌表面
    E. 腮腺导管开口相当于上颌第十磨牙相对的颊黏膜上
33. 关于头颅的叙述，下列哪项是错误的
    A. 头围测量的方法：以软尺自前额中点绕到颅后通过枕骨粗隆，测其周径
    B. 头颅的发育与年龄有关
    C. 矢状缝和其他颅缝大多在生后 6 个月内骨化
    D. 颅缝骨化过早会影响脑的发育
    E. 头颅的检查应注意大小、外形变化和运动时的异常

B 型题

A. 急性病容
B. 二尖瓣面容
C. 苦笑面容
D. 甲状腺功能亢进症（甲亢）面容
E. 慢性病容

1. 急性胃穿孔时可出现
2. 破伤风患者可出现
3. 风湿性心脏病二尖瓣狭窄时可出现
4. 严重甲状腺功能亢进症患者多为
5. 慢性消耗性疾病患者多为

A. 眼球突出、兴奋不安、烦躁易怒
B. 两颊潮红、口唇发绀
C. 消耗无力、面色晦暗、面容憔悴、表情抑郁
D. 头大面长、两颧隆起、下颌前凸、耳鼻增大、唇舌肥厚
E. 眼窝凹陷、唇干、皮肤干燥、皮肤松弛

6. 甲状腺功能亢进表现为
7. 肢端肥大症表现为
8. 严重脱水表现为
9. 慢性消耗性疾病患者多为
10. 风湿性心脏病二尖瓣狭窄患者的面容为

A. 小颅
B. 尖颅
C. 巨颅
D. 方颅
E. 变形颅

11. 囟门闭合过早并伴智力发育障碍多为
12. 小儿佝偻病多为
13. 先天性溶血性贫血多为
14. 脑积水多为
15. Paget 病多为

A. 皮肤苍白
B. 皮肤发红
C. 皮肤青紫
D. 色素沉着
E. 色素脱失

16. 白癜风为

17. 发热时为
18. 先天性心脏病（先心病）为
19. 肝硬化多为
20. 肾上腺皮质功能不全可为
21. 严重贫血为

A. 眼睑下垂
B. 眼睑内翻
C. 眼睑闭合障碍
D. 眼睑水肿
E. 眉毛外 1/3 脱落

22. 重症肌无力出现
23. 肾小球肾炎出现
24. 沙眼时出现
25. 面神经麻痹时出现
26. 黏液性水肿时出现
27. 霍纳（Horner）征出现
28. 麻风病时出现

A. 结合膜充血
B. 结合膜瘢痕
C. 结合膜出血
D. 球结膜水肿
E. 结合膜苍白

29. 沙眼时可出现
30. 亚急性感染性心内膜炎出现
31. 严重水肿出现
32. 严重贫血出现
33. 严重高血压出现
34. 血液病出血可见
35. 结膜炎、发热可见

A. 麻疹黏膜斑
B. 口角糜烂
C. 草莓舌
D. 口唇疱疹
E. 口唇发绀

36. 猩红热可见
37. 大叶性肺炎可见
38. 维生素 B_2 缺乏可见
39. 肺功能不全可见
40. 先心病可见
41. 心力衰竭可见
42. 小儿麻疹可见

A. 马鞍鼻
B. 酒渣鼻
C. 蝴蝶斑
D. 蛙状鼻
E. 鼻翼扇动

43. 鼻骨破坏、鼻梁塌陷为
44. 麻风病可见
45. 系统性红斑狼疮可见
46. 肥大的鼻息肉患者可见
47. 螨虫感染时出现
48. 高度呼吸困难时出现

A. 裂纹舌
B. 黑毛舌
C. 镜面舌
D. 舌肥大
E. 舌偏斜

49. 缺铁性贫血、巨幼细胞贫血可见
50. 真菌感染时可出现
51. 黏液性水肿可出现
52. 舌下神经麻痹可出现
53. 核黄素缺乏可出现

三、问答题

鼻出血有何临床意义？

参考答案

一、名词解释

颈静脉怒张：是指平卧、坐位或半坐位时出现明显颈静脉充盈，见于右心衰竭、缩窄性心包炎、心包积液或上腔静脉阻塞综合征。

二、选择题

A 型题

1. A	2. D	3. C	4. B	5. D	6. A	7. C	8. D	9. B
10. D	11. A	12. C	13. C	14. C	15. E	16. E	17. E	18. E
19. D	20. B	21. E	22. D	23. B	24. B	25. C	26. C	27. A
28. E	29. E	30. C	31. E	32. E	33. A			

B 型题

1. A	2. C	3. B	4. D	5. E	6. A	7. D	8. E	9. C
10. B	11. A	12. D	13. B	14. C	15. E	16. E	17. B	18. C
19. D	20. D	21. A	22. A	23. D	24. B	25. C	26. E	27. A
28. E	29. B	30. C	31. D	32. E	33. C	34. C	35. A	36. C
37. D	38. B	39. E	40. E	41. E	42. A	43. A	44. A	45. C
46. D	47. B	48. E	49. C	50. B	51. D	52. E	53. A	

三、问答题

单侧鼻出血常见于外伤、鼻腔感染、局部血管损伤、鼻咽癌、鼻中隔偏曲等；双侧鼻出血多由全身性疾病所致，如高血压、血液系统疾病（血小板减少性紫癜、白血病、再生障碍性贫血、血友病等）、肝脾疾病、某些发热性传染病（如流行性出血热、伤寒等）、维生素 C 或维生素 K 缺乏；女性周期性鼻出血应想到子宫内膜异位症等。

（白　福）

第四章　颈部检查

一、名词解释

肝颈静脉回流征

二、选择题

A 型题

1. 下列哪种疾病最可能出现颈静脉搏动
   A. 严重贫血
   B. 三尖瓣关闭不全
   C. 二尖瓣关闭不全
   D. 甲状腺功能亢进
   E. 主动脉瓣关闭不全
2. 下列哪种疾病最可能引起颈静脉怒张
   A. 严重贫血
   B. 缩窄性心包炎
   C. 二尖瓣关闭不全
   D. 主动脉瓣关闭不全
   E. 三尖瓣关闭不全
3. 肿大的甲状腺与颈前其他包块的鉴别，下列哪项最重要
   A. 甲状腺表面光滑
   B. 甲状腺位于甲状软骨下方
   C. 甲状腺可随吞咽动作上下移动
   D. 甲状腺多呈弥漫性、对称性肿大
   E. 甲状腺肿大的程度多在胸锁乳突肌以内
4. 诊断甲状腺功能亢进的特征性改变是
   A. 甲状腺质地较柔软
   B. 甲状腺弥漫、对称
   C. 甲状腺出现结节改变
   D. 甲状腺可随吞咽动作上下移动
   E. 触诊有震颤或能听到血管杂音
5. 判断颈部包块的性质，下列哪项是错误的
   A. 若颈部包块弹性大又无全身症状，应考虑囊肿的可能
   B. 淋巴结肿大，质地不硬，有轻度压痛时，可能为非特异性淋巴结炎
   C. 颈部包块为圆形，表面光滑，有囊样感，压迫能使之缩小，可能为囊状瘤
   D. 除颈部淋巴结肿大外，还有全身性、无痛性淋巴结肿大，多见于血液系统疾病
   E. 淋巴结肿大，质地较硬，且伴有纵隔、胸腔或腹腔病变的症状或体征，应诊断为淋巴结结核
6. 关于颈静脉的检查，下列哪项是错误的
   A. 颈静脉怒张亦可见于门静脉高压
   B. 正常人立位或坐位时颈外静脉常不显露
   C. 颈静脉怒张亦可见于上腔静脉阻塞综合征
   D. 若取半卧位时，颈静脉充盈度超过正常水平，称为颈静脉怒张
   E. 正常人平卧时稍见充盈，充盈的水平仅限于锁骨上缘至下颌角距离的下 2/3 以内

B 型题

A. 颈静脉搏动
B. 颈动脉异常搏动
C. 随吞咽移动的颈前区肿物
D. 颌下和颏下明显红肿
E. 颈部淋巴结肿大、质软、轻度压痛

1. 甲状腺肿大
2. 三尖瓣关闭不全
3. 主动脉瓣关闭不全
4. 颌下间隙蜂窝织炎
5. 非特异性淋巴结炎

A. 甲状腺癌
B. 甲状旁腺腺瘤
C. 甲状腺功能亢进
D. 单纯性甲状腺肿
E. 慢性淋巴性甲状腺炎

6. 肿大的甲状腺质地柔软，触诊时可有震颤或能听到“嗡鸣”样血管杂音
7. 腺体肿大很突出，可为弥漫性，也可为结节性，无震颤和杂音
8. 肿大的甲状腺有结节感，不规则、质地硬
9. 甲状腺呈弥漫性或结节性肿大，可以触到颈总动脉搏动
10. 甲状腺突出，有甲状旁腺功能亢进的症状

三、问答题

颈静脉怒张见于哪几种情况？

参考答案

一、名词解释

当右心衰竭引起肝淤血肿大时，用手压迫肝可使颈静脉怒张更加明显，称为肝颈静脉回流征阳性。

二、选择题

A 型题

1. B　2. B　3. C　4. E　5. E　6. A

B 型题

1. C　2. A　3. B　4. D　5. E　6. C　7. D　8. A　9. E　10. B

三、问答题

见于右心衰竭、缩窄性心包炎、心包积液、上腔静脉阻塞综合征等。

（白　福）

第五章　胸部检查

一、名词解释

1. 语音震颤　2. 心尖搏动

二、选择题

A 型题

1. 上腔静脉梗阻所致的胸壁静脉曲张其血流方向为
   A. 自上而下
   B. 自下而上
   C. 乳头以下往下流，乳头以上往上流
   D. 乳头以下往上流，乳头以上往下流
   E. 以上都不是
2. 胸壁局部有明显压痛可见于
   A. 胸壁软组织炎症或骨折
   B. 大叶性肺炎
   C. 胸膜炎
   D. 气胸
   E. 肺癌
3. 胸骨有压痛或叩击痛常见于
   A. 胸腔积液
   B. 肋软骨炎
   C. 急性白血病
   D. 再生障碍性贫血
   E. 气管内异物
4. 胸椎后凸且为成角畸形，常见于
   A. 类风湿性脊柱炎
   B. 先天性畸形
   C. 胸椎结核
   D. 佝偻病
   E. 椎间盘突出
5. Louis 角指下列哪个部位？
   A. 腹上角
   B. 胸骨角
   C. 肋脊角
   D. 胸骨柄
   E. 胸骨体
6. 乳房皮肤毛囊及毛囊孔明显下陷，呈橘皮样，无红、肿、热、痛，常见于
   A. 急性乳腺炎
   B. 乳腺癌
   C. 乳腺囊肿
   D. 先天性畸形
   E. 以上都不是
7. 桶状胸常见于
   A. 肺结核
   B. 肺气肿
   C. 佝偻病
   D. 双侧胸腔积液
   E. 双侧大叶性肺炎
8. 胸式呼吸运动减弱而腹式呼吸运动加强见于
   A. 腹膜炎
   B. 大量腹水
   C. 妊娠晚期
   D. 胸腔疾病
   E. 膈肌麻痹
9. 上呼吸道部分梗阻时发生
   A. 呼气性呼吸困难
   B. 吸气性呼吸困难
   C. 混合性呼吸困难
   D. 呼气时间延长
   E. 中枢性呼吸困难
10. 成人呼吸过速是指呼吸频率超过
    A. 20 次/分

B. 24 次/分
C. 26 次/分
D. 28 次/分
E. 16 次/分

11. 正常人语音震颤的生理差异为
A. 前胸上部较下部弱
B. 前胸上部较下部强
C. 后胸上部较下部强
D. 左上胸较右上胸强
E. 后背比前胸强

12. 右侧胸腔少量积液时，其积液上方语音震颤可出现
A. 增强
B. 减弱
C. 消失
D. 正常
E. 不定

13. 语音震颤减弱可见于
A. 肺炎
B. 肺梗死
C. 肺气肿
D. 接近胸壁的大空洞
E. 肺脓肿脓液咳出后

14. 语音震颤增强可见于
A. 阻塞性肺不张
B. 肺气肿
C. 大量气胸
D. 高度胸膜肥厚
E. 大叶性肺炎

15. 胸壁组织增厚时常使胸部叩诊音变为
A. 过清音
B. 鼓音
C. 浊音
D. 实音
E. 浊鼓音

16. 肺下界降低常见于
A. 胸腔积液
B. 肺萎缩
C. 肺炎
D. 腹水
E. 肺气肿

17. 肺气肿叩诊音呈
A. 鼓音
B. 浊鼓音
C. 浊音
D. 清音
E. 过清音

18. 下列各项正确的是
A. 肺肝相对浊音界为肝下界
B. 肺肝绝对浊音界为肝上界
C. 肺肝相对浊音界为肝上界
D. 肺肝绝对浊音界为肝下界
E. 肺前界为心脏相对浊音界

19. 引起气管向患侧移位的病变是
A. 大叶性肺炎
B. 气胸
C. 胸腔积液
D. 肺不张
E. 肺气肿

20. 下列诊断肺实变错误的体征是
A. 病变侧语音震颤减弱
B. 病变侧可闻及病理性支气管呼吸音
C. 病变侧叩诊浊音
D. 病变侧语音传导增强
E. 气管位置居中

21. 肺下界上移见于
A. 肺气肿
B. 肺炎
C. 肺淤血
D. 支气管炎
E. 肺不张

22. 叩诊发现肺上界变宽常见于
A. 肺纤维性变
B. 肺结核致肺尖浸润
C. 肺气肿
D. 胸腔积液
E. 肺炎

23. 正常人肺下界移动范围为
A. 2～4cm

B. 4～6cm
C. 6～8cm
D. 8～10cm
E. 3～5cm

24. 肺内空洞时叩诊呈鼓音需要具备
A. 肺内空洞直径小于 3cm，且靠近胸壁
B. 肺内空洞直径大于 3cm，且靠近胸壁
C. 肺内空洞直径大于 3cm，且距胸壁较远
D. 肺内空洞直径大于 2cm，且靠近胸壁
E. 以上都不对

25. 重度代谢性酸中毒时，患者最可能出现以下呼吸
A. 深长呼吸
B. 潮式呼吸
C. 间停呼吸
D. 叹息样呼吸
E. 双吸气呼吸

26. 肺泡呼吸音的正常差异不正确的是
A. 矮胖者较瘦长者弱
B. 儿童较成人强
C. 男性强于女性
D. 老年人强于青年人
E. 肺尖及肺底部较弱

27. 听到异常支气管呼吸音，以下不正确的是
A. 肺组织实变
B. 肺内大空洞
C. 压迫性肺不张
D. 阻塞性肺不张
E. 靠近胸壁的肺脓肿

28. 大叶性肺炎实变期病变部位可听到
A. 肺泡呼吸音增强
B. 肺泡呼吸音消失
C. 断续性呼吸音
D. 支气管肺泡呼吸音
E. 异常支气管呼吸音

29. 听到语音共振减弱，以下不正确的是
A. 阻塞性肺不张
B. 肺气肿
C. 气胸
D. 高度胸膜肥厚
E. 肺组织实变

30. 湿啰音布满肺野见于
A. 肺炎
B. 肺气肿
C. 胸腔积液
D. 肺结核
E. 肺水肿

31. 听到胸膜摩擦音下列各项不正确的是
A. 急性纤维素性胸膜炎
B. 胸膜肿瘤
C. 尿毒症
D. 严重脱水
E. 肺气肿

32. 关于干啰音下列不正确的是
A. 在呼气时较多而明显
B. 在吸气时较多而明显
C. 啰音的性质易改变
D. 啰音的数量和部位易改变
E. 鼾音为一种干啰音

33. 持续存在的局限性干啰音多见于
A. 支气管哮喘
B. 支气管肺炎
C. 支气管扩张
D. 支气管内膜结核或肿瘤
E. 胸腔积液

34. 关于湿啰音下列不正确的是
A. 多出现于吸气时
B. 部位较固定
C. 性质不易变
D. 2～3 种水泡音可同时存在
E. 以上都不对

35. 肺实变的体征下列不正确的是
A. 气管居中，双侧胸廓对称
B. 患侧语音震颤及语音共振增强

C. 患侧可听到异常支气管呼吸音
D. 患侧可听到水泡音
E. 患侧呼吸运动增强

36. 左侧大量气胸，下列体征不正确的是
A. 气管向右移位
B. 左侧胸廓饱满
C. 左侧语音震颤减弱
D. 左侧叩诊呈浊音
E. 左侧呼吸音消失

37. 慢性阻塞性肺气肿引起的胸廓畸形为
A. 桶状胸
B. 扁平胸
C. 鸡胸
D. 漏斗胸
E. 以上都不对

38. 肺气肿患者的下列表现哪项不正确
A. 出现支气管语音
B. 语音共振减弱
C. 桶状胸及呼吸动度减弱
D. 语音震颤减弱
E. 肺泡呼吸音降低

39. 关于阻塞性肺不张，下列不正确的是
A. 患侧呼吸运动减弱
B. 患侧语音震颤增强
C. 患侧叩浊
D. 患侧呼吸音消失
E. 患侧语音共振消失

40. 影响心尖搏动位置变化的生理条件是
A. 体型、年龄、体位
B. 肺动脉瓣狭窄
C. 二尖瓣狭窄
D. 动脉导管未闭
E. 以上均不是

41. 胸骨右缘第 2 肋间可触及收缩期震颤可见于
A. 动脉导管未闭
B. 主动脉瓣狭窄
C. 二尖瓣狭窄
D. 肺动脉瓣狭窄
E. 以上均不是

42. 叩诊心脏浊音界向左、向下扩大，心腰部由钝角变为近似直角似靴型，可见于
A. 二尖瓣狭窄
B. 高血压性心脏病
C. 心包积液
D. 心肌病
E. 心力衰竭

43. 心脏叩诊左心房和肺动脉段增大，使心腰部饱满或膨出，可见于
A. 主动脉瓣关闭不全
B. 二尖瓣狭窄
C. 房间隔缺损
D. 心包积液
E. 以上均不是

44. 第 2 肋间处心脏浊音界增宽最常见于
A. 高血压性心脏病
B. 主动脉瘤
C. 心包积液
D. 全心功能不全
E. 以上均不是

45. 心脏瓣膜听诊区部位的错误描述是
A. 二尖瓣听诊区在心尖部
B. 主动脉瓣听诊区在胸骨右缘第 2 肋间及胸骨左缘第 3、4 肋间
C. 肺动脉瓣听诊区在胸骨左缘第 2 肋间
D. 三尖瓣听诊区在胸骨下端近剑突处稍偏左
E. 以上部位全不对

46. 下列关于心率的描述错误的是
A. 正常成人心率 60～100 次/分
B. 3 岁以下小儿心率 100 次/分
C. 成人心率超过 100 次/分称为窦性心动过速
D. 婴幼儿心率超过 150 次/分为窦性心动过速
E. 成人心率低于 60 次/分称为窦性

心动过缓

47. 关于第一心音的产生，错误的是
A. 二尖瓣关闭时瓣膜的振动
B. 三尖瓣关闭时瓣膜的振动
C. 左右两心室肌层在收缩期引起的振动
D. 半月瓣开放的振动
E. 半月瓣关闭的振动

48. 第二心音的产生错误的是
A. 主动脉瓣关闭时的振动
B. 肺动脉瓣关闭时的振动
C. 主动脉及肺动脉壁开始部分受血流冲击所产生的振动
D. 房室瓣开放的振动
E. 房室瓣关闭时的振动

49. 第一、二心音的区别不正确的是
A. 第一心音音调较低而长(0.1s)，以心底部最响
B. 第二心音音调较高而短(0.08s)，以心底部最响
C. 第一心音与颈动脉搏动同时出现
D. 第一心音与心尖搏动同时出现
E. 第二心音与心尖搏动不同步

50. 两个心音同时增强见于
A. 休克
B. 胸壁水肿
C. 贫血
D. 甲状腺功能减退
E. 心肌损伤

51. 两个心音同时减弱可见于
A. 胸壁薄
B. 劳动后
C. 情绪激动
D. 左侧胸腔积液
E. 甲状腺功能亢进

52. 决定第一心音强度改变的因素中错误的是
A. 心室肌的收缩力
B. 心室的充盈程度
C. 血流速度
D. 心瓣膜的位置
E. 心瓣膜的弹性

53. 第一心音增强可见于
A. 心肌炎
B. 二尖瓣关闭不全
C. 甲状腺功能亢进
D. 心肌梗死
E. 心力衰竭

54. 第一心音减弱可见于
A. 二尖瓣狭窄
B. 左心室肥大
C. 发热
D. 主动脉瓣关闭不全
E. 以上均不是

55. 决定第二心音强度改变的因素中错误的是
A. 主动脉内压力
B. 肺动脉内压力
C. 血管壁情况
D. 半月瓣情况
E. 瓣膜的弹性

56. 主动脉瓣区第二心音增强可见于
A. 二尖瓣狭窄
B. 肺源性心脏病
C. 左心衰竭
D. 高血压
E. 主动脉瓣关闭不全

57. 肺动脉瓣区第二心音增强可见于
A. 肺动脉瓣狭窄
B. 肺动脉瓣关闭不全
C. 肺源性心脏病
D. 主动脉硬化
E. 以上均不是

58. 第一心音分裂可见于
A. 肺动脉狭窄
B. 原发性肺动脉扩张
C. 房间隔缺损
D. 完全性右束支传导阻滞
E. 以上全不是

59. 产生收缩中、晚期喀喇音可见于

A. 房间隔缺损
B. 动脉导管未闭
C. 轻中度单纯性肺动脉瓣狭窄
D. 特发性二尖瓣脱垂
E. 以上均不是

60. 引起右心室奔马律的常见疾病有
A. 心肌梗死
B. 肺动脉高压
C. 心肌炎
D. 心肌病
E. 高血压性心脏病

61. 关于功能性收缩期杂音下列错误的是
A. 发热
B. 中度贫血
C. 甲状腺功能亢进
D. 部分健康人
E. 二尖瓣关闭不全

62. 诊断二尖瓣狭窄的重要体征是
A. 心尖搏动向左移
B. 心尖搏动增强
C. 心脏浊音界向两侧扩大
D. 心尖部隆隆样舒张中晚期杂音
E. 心尖部第一心音亢进

B 型题

A. 前后径与左右径之比为 1∶1.5
B. 前后径与左右径之比几乎相等
C. 前后径短于左右径的一半
D. 前后径长于左右径，胸骨下端前突
E. 胸骨下部剑突处向内凹陷较显著，形成漏斗状

1. 桶状胸的胸廓为
2. 鸡胸的胸廓为
3. 正常人胸廓为
4. 漏斗胸的胸廓为
5. 扁平胸的胸廓为

A. 肺气肿
B. 肺内大空洞
C. 肺实变
D. 正常肺组织
E. 心脏被肺遮盖部分

6. 清音见于
7. 浊音见于
8. 鼓音见于
9. 过清音见于
10. 实音见于

A. 肺泡呼吸音
B. 支气管呼吸音
C. 异常支气管呼吸音
D. 支气管肺泡呼吸音
E. 胸膜摩擦音

11. 吸气相呼气相大致相等，吸气似肺泡呼吸音，呼气近似支气管呼吸音，为
12. 吸气音音响较呼气音强，音调较高，时间较长，吸气时发出“夫—”音为
13. 音响强，音调高，呼气相较吸气相长，呼气时发出“哈—”音为
14. 近似两手背在耳边摩擦声音，于呼气和吸气均可听到，为
15. 在两肺中下部听到支气管呼吸音，常为

A. 大叶性肺炎
B. 肺气肿
C. 胸腔积液
D. 气胸
E. 胸膜肥厚

16. 胸廓对称呈桶状，双侧呼吸运动减弱，语音震颤减弱，叩之过清音，呼吸音减弱，见于
17. 患侧胸廓饱满，气管偏向健侧，语音震颤消失，叩之鼓音，呼吸音消失，见于
18. 患侧胸廓饱满，气管偏向健侧，语音震颤消失，叩之实音，呼吸音消失，见于
19. 患侧胸廓凹陷，气管偏向患侧，语

音震颤减弱，叩之浊音，呼吸音减弱，见于

20. 胸廓对称，患侧语音震颤增强，叩之浊音或实音，可出现支气管呼吸音及湿啰音，见于

A. 桶状胸
B. 扁平胸
C. 胸椎成角畸形
D. 鸡胸
E. 一侧胸廓饱满

21. 佝偻病胸可表现为
22. 肺气肿可出现
23. 大量胸腔积液可出现
24. 胸椎结核可出现
25. 慢性消耗性疾病可出现

A. 肺气肿
B. 纤维素性胸膜炎
C. 肺实变
D. 气胸
E. 肺不张

26. 气管向患侧移位见于
27. 听诊闻及胸膜摩擦音见于
28. 双侧呼吸音减弱见于
29. 气管向健侧移位见于
30. 闻及支气管呼吸音见于

影响心尖位置的生理条件是

A. 超力型体质
B. 无力型体质
C. 小儿
D. 卧位
E. 左侧卧位

31. 心尖搏动向外上移至第 4 肋间，见于
32. 心尖搏动左移 2～3cm，见于
33. 心尖搏动位置稍向上移，见于
34. 心脏悬垂位，心尖搏动位置可向内下移至第 6 肋间，见于

影响心尖位置的病理因素

A. 右侧胸腔积液
B. 支气管哮喘
C. 大量腹水
D. 左侧胸腔大肿瘤
E. 粘连型心包胸膜炎

35. 心尖搏动位置向左侧移位见于
36. 心尖搏动位置向右侧移位见于
37. 心尖搏动位置向上移位见于
38. 心尖搏动位置无移位见于

A. 胸骨左缘第 2 肋间可触及收缩期震颤
B. 胸骨右缘第 2 肋间可触及收缩期震颤
C. 胸骨左缘第 3、4 肋间可触及收缩期震颤
D. 心尖部可触及舒张期震颤
E. 胸骨左缘第 2 肋间及其附近可触及连续性震颤

39. 主动脉瓣狭窄在
40. 肺动脉瓣狭窄在
41. 二尖瓣狭窄在
42. 室间隔缺损在
43. 动脉导管未闭在

叩诊心浊音界改变的临床意义

A. 左心室增大
B. 右心室增大
C. 左心房和肺动脉段增大
D. 第 2 肋间处心浊音界增宽
E. 左右两侧心浊音界均扩大

44. 全心功能不全
45. 主动脉瓣关闭不全
46. 二尖瓣狭窄
47. 主动脉瘤

A. 心尖部舒张中晚期隆隆样杂音
B. 心尖部全收缩期吹风样杂音
C. 胸骨左缘第 3、4 肋间舒张早期

哈气样杂音
D. 胸骨右缘第 2 肋间 3/6 级以上收缩期杂音
E. 胸骨左缘第 2 肋间收缩期杂音

48. 主动脉瓣狭窄
49. 二尖瓣狭窄
50. 二尖瓣关闭不全
51. 主动脉瓣关闭不全
52. 肺动脉瓣狭窄

A. 奇脉
B. 交替脉
C. 水冲脉
D. 脉搏短绌
E. 重搏脉

53. 严重贫血可出现
54. 缺血性心脏病可出现
55. 伤寒可出现
56. 缩窄性心包炎有
57. 心房颤动可出现

三、问答题

肺实变患者在胸部视、触、叩、听检查时，可以有哪些发现?

参考答案

一、名词解释

1. 语音震颤：被检查者发自声门的语音产生振动，并引起胸壁组织发生震颤，可以用手在胸壁触及，称为语音震颤。

2. 心尖搏动：心尖冲击心前区左下方胸壁，引起胸壁局部搏动，称为心尖搏动。

二、选择题

A 型题

1. A	2. A	3. C	4. C	5. B	6. B	7. B	8. D	9. B
10. A	11. B	12. A	13. C	14. E	15. C	16. E	17. E	18. C
19. D	20. A	21. E	22. C	23. C	24. B	25. A	26. D	27. D
28. E	29. E	30. E	31. E	32. B	33. D	34. E	35. E	36. D
37. A	38. A	39. B	40. A	41. B	42. B	43. B	44. B	45. E
46. B	47. E	48. E	49. A	50. C	51. D	52. C	53. C	54. D
55. E	56. D	57. C	58. D	59. D	60. B	61. E	62. D	

B 型题

1. B	2. D	3. A	4. E	5. C	6. D	7. E	8. B	9. A
10. C	11. D	12. A	13. B	14. E	15. C	16. B	17. D	18. C
19. E	20. A	21. D	22. A	23. E	24. C	25. B	26. E	27. B
28. A	29. D	30. C	31. A	32. E	33. D	34. B	35. A	36. D
37. C	38. E	39. B	40. A	41. D	42. C	43. E	44. E	45. A
46. C	47. D	48. D	49. A	50. B	51. C	52. E	53. C	54. B
55. E	56. A	57. D						

三、问答题

肺实变胸部体征①视诊：患侧胸廓呼吸运动减弱。②触诊：患侧呼吸运动减弱，语音震颤增强。③叩诊：病变区呈浊音或实音。④听诊：病变区有异常支气管呼吸音，语音共振增强，可闻及支气管语音，可有湿啰音。

（杨林瀛　王　虹　张　萍）

第六章　腹部检查

一、名词解释

移动性浊音

二、选择题

A 型题

1. 下述关于腹部体表标志的表达哪项不正确
   A. 剑突
   B. 肋弓下缘
   C. 腹中线
   D. 腋后线
   E. 腹直肌外缘
2. 临床上九区分法的右上腹部区域不含有下述哪个脏器
   A. 肝右叶
   B. 肝左叶
   C. 胆囊
   D. 结肠肝曲
   E. 右肾及右肾上腺
3. 呈蛙状腹的大量腹水最常见于
   A. 肝硬化
   B. 心力衰竭
   C. 缩窄性心包炎
   D. 肾病综合征
   E. 腹膜转移瘤
4. 腹壁静脉曲张，其血流方向向上，最可能的诊断是
   A. 上腔静脉阻塞
   B. 下腔静脉阻塞
   C. 门静脉阻塞
   D. 胸导管阻塞
   E. 正常老年人
5. 下列哪项属于腹膜刺激征
   A. 全腹压痛
   B. 腹部压痛，肠鸣音消失
   C. 腹膨隆，腹肌紧张
   D. 腹部压痛，呼吸运动减弱
   E. 腹肌紧张、压痛、反跳痛
6. 腹壁紫纹见于下列哪种情况
   A. 单纯肥胖
   B. 消瘦
   C. 大量腹水
   D. 肾上腺皮质功能亢进或长期服用激素者
   E. 妊娠
7. 下述哪个腹腔器官不可能在正常时触到
   A. 肝
   B. 横结肠
   C. 胃
   D. 盲肠
   E. 乙状结肠
8. 触诊肝质地中度时，描述如下
   A. 触之如唇
   B. 触之如颊
   C. 触之如鼻尖
   D. 触之如额
   E. 触之如头顶
9. 正常肝叩诊上界至下界的距离为
   A. 3～5cm
   B. 5～7cm
   C. 7～9cm
   D. 9～11cm
   E. 11～13cm

10. 肝浊音界缩小见于
    A. 急性肝炎
    B. 急性重型肝炎
    C. 肝癌
    D. 肝脓肿
    E. 肝囊肿
11. 可出现移动性浊音的最少腹水量为
    A. 300ml
    B. 500ml
    C. 700ml
    D. 1 000ml
    E. 1 500ml
12. 肠鸣音活跃是指其每分钟听诊大于
    A. 3 次
    B. 5 次
    C. 7 次
    D. 10 次
    E. 15 次
13. 上腹部听到振水音可见于下述哪种疾病
    A. 胃溃疡
    B. 幽门梗阻
    C. 急性胃肠炎
    D. 慢性胃炎
    E. 肝硬化
14. 哪项检查结果对十二指肠溃疡的诊断最有意义
    A. X 线钡餐见球部龛影
    B. 大便潜血试验阳性
    C. 胃液分析结果正常
    D. 胃液分析呈高酸分泌
    E. 胃液分析胃酸缺乏

B 型题

A. 全腹膨隆
B. 局限性膨隆
C. 平坦
D. 稍隆
E. 凹陷

1. 大量腹水
2. 晚期妊娠
3. 巨大肝囊肿
4. 消瘦

A. 门静脉高压
B. 上腔静脉阻塞
C. 下腔静脉阻塞
D. 下肢静脉阻塞
E. 肠系膜静脉阻塞

5. 腹壁曲张静脉血流，脐以上向上流，脐以下向下流
6. 腹部曲张静脉血流方向是自下而上
7. 腹部曲张静脉血流方向是自上而下

A. 白色腹纹
B. 紫色腹纹
C. 玫瑰疹
D. 斑片状色素沉着
E. 瘢痕

8. 肾上腺皮质功能亢进或长期服用糖皮质激素者
9. 妊娠后期或肥胖

A. 肝浊音界上移
B. 肝浊音界下移
C. 肝浊音界变大
D. 肝浊音界缩小
E. 肝浊音界消失

10. 严重肺气肿
11. 人工气腹
12. 肝硬化
13. 急性肝炎

A. 胃酸正常
B. 胃酸偏高或正常
C. 胃酸正常或偏低
D. 胃酸偏高
E. 胃酸偏低

14. 胃溃疡
15. 十二指肠溃疡

16. 萎缩性胃炎

A. 腹肌紧张
B. 压痛
C. 腹部包块
D. 压痛、反跳痛
E. 波动感

17. 腹膜炎
18. 腹腔积液
19. 精神紧张

三、问答题

简述上、下腔静脉阻塞及门静脉高压时腹部曲张静脉的血流方向。

参考答案

一、名词解释

移动性浊音：当腹腔内有中等以上腹水时让患者取仰卧位，腹部两侧因腹水沉积而叩诊呈浊音，腹中部因肠管漂浮在液面上叩诊呈鼓音；让患者侧卧位时，因腹水积于下部，肠管上浮，故下部叩诊呈浊音，上侧腹部转为鼓音。此种因体位不同而出现浊音区变动的现象，称为移动性浊音。

二、选择题

A 型题

1. D　2. B　3. A　4. B　5. E　6. D　7. C　8. C　9. D
10. B　11. D　12. D　13. B　14. A

B 型题

1. A　2. A　3. B　4. E　5. A　6. C　7. B　8. B　9. A
10. B　11. E　12. D　13. C　14. C　15. D　16. E　17. D　18. E
19. A

三、问答题

上腔静脉阻塞时，腹壁曲张静脉的血流方向是自上而下，下腔静脉阻塞时曲张静脉的血流方向是自下而上。门静脉高压时为脐以上向上，脐以下向下。

（陈瑄瑄）

第七章　肛门、直肠和生殖器检查

一、名词解释

痔

二、选择题

A 型题

1. 下面关于直肠的描述哪项是错误的
   A. 直肠长为 12～15cm
   B. 直肠远端为肛管直肠连接部
   C. 直肠骶曲凸侧向后
   D. 直肠会阴曲凸侧向前
   E. 直肠下部膨大为直肠壶腹部
2. 下面关于肛门、直肠检查的说法哪项是不正确的
   A. 肛门与直肠检查通常采用视诊和触诊，必要时辅以内镜检查
   B. 检查结果及其病变部位应按时钟方向进行记录，并注明检查体位
   C. 重视直肠指诊与掌握正确的检查方法，是直肠癌早期诊断的关键
   D. 肛门外口如看到紫红色球状突出物，即可诊断外痔
   E. 肛门或直肠指诊有剧烈触痛可见于肛裂、直肠脓肿及感染

B 型题

A. 肛门口柔软的紫红色包块，被覆黏膜伴出血
B. 肛门口柔软的紫红色包块，被覆皮肤伴疼痛
C. 肛门口可见淡红色椭圆形块状物，表面有环行皱襞
D. 肛管下段纵行及梭形裂口或感染性溃疡
E. 肛门口狭窄

1. 脱肛
2. 外痔
3. 内痔
4. 肛裂

三、问答题

简述阴囊透光试验的做法及其意义。

参考答案

一、名词解释

痔：是肛门和直肠下部静脉丛淤血和扩张而形成的静脉团，为呈紫红色的血管性肿物。常表现为大便带血、痔块脱出、疼痛或瘙痒感。临床分为内痔、外痔和混合痔。

二、选择题

A 型题

1. E　　2. D

B 型题

1. C　　2. B　　3. A　　4. D

三、问答题

阴囊透光试验的方法是用不透明的纸片卷成圆筒，一端置于肿大的阴囊部位，对侧阴囊以手电筒照射，从纸筒的另一端观察阴囊的透光情况。如肿大的阴囊呈橘红色均质的半透明状，即透光试验阳性，可诊断为阴囊的鞘膜积液；而阴囊疝或睾丸肿瘤则不透光，有助于鉴别。

（饶学军）

第八章　脊柱和四肢检查

一、名词解释

杵状指（趾）

二、选择题

A 型题

1. 杵状指最常见于
   A. 冠心病
   B. 支气管哮喘
   C. 类风湿关节炎
   D. 风湿性关节炎
   E. 慢性阻塞性肺疾病
2. 哪种疾病可见匙状指（反甲）
   A. 缺铁性贫血
   B. 类风湿关节炎
   C. 肺脓肿
   D. 先天性心脏病
   E. 正常人
3. 浮髌试验阳性是区分哪种疾病的确切体征
   A. 痛风
   B. 关节腔积液
   C. 老年性骨关节病
   D. 佝偻病
   E. 关节脱臼
4. 患者为一侧肢体的随意运动丧失，伴有同侧中枢性面瘫和舌瘫，称为
   A. 单瘫
   B. 截瘫
   C. 不完全截瘫
   D. 交叉瘫
   E. 偏瘫
5. 舞蹈症见于以下哪种疾病
   A. 甲亢
   B. 老年性震颤麻痹
   C. 低钙
   D. 高热
   E. 儿童风湿热
6. 下述哪项关于舞蹈症的描述是正确的
   A. 肢体的快速、无目的、无规律的细微动作
   B. 肢体的快速、无目的、无规律的粗大动作
   C. 肢体的慢速、无目的、无规律的粗大动作
   D. 肢体的快速、有目的、无规律的粗大动作
   E. 肢体的快速、无目的、有规律的粗大动作

B 型题

A. 脊柱固定
B. 脊椎侧弯
C. 胸椎棘突明显后凸，成角畸形
D. 腰椎过度前凸
E. 驼背

1. 胸椎结核为
2. 类风湿性脊椎炎为
3. 姿势不良表现为
4. 晚期妊娠为
5. 长期大量腹水为

A. 瘀点
B. 反甲
C. 杵状指
D. 膝关节变形

E. 浮髌现象
6. 支气管扩张
7. 感染性心内膜炎
8. 缺铁性贫血
9. 风湿性关节炎
10. 关节腔积液

A. 甲亢
B. 老年性震颤麻痹
C. 儿童风湿热
D. 低血钙
E. 脑软化
11. 手震颤
12. 舞蹈症
13. 摸空症
14. 手足搐搦

三、问答题

试述脊柱弯曲度的检查方法及判定标准。

参考答案

一、名词解释

杵状指（趾）：表现为远端指（趾）节增生、肥厚，呈杵状膨大，又称槌状指（mallet finger）。特点是指（趾）甲从根部到末端呈弧形隆起，指（趾）端背面皮肤与指（趾）甲所构成的基底角等于或大于 180°。

二、选择题

A 型题

1. E　2. A　3. B　4. E　5. E　6. B

B 型题

1. C　2. A　3. B　4. D　5. D　6. C　7. A　8. B　9. D
10. E　11. A　12. C　13. E　14. D

三、问答题

脊柱弯曲度检查时，被检查者取立位或坐位，双臂自然下垂，此时从侧面可清晰观察到脊柱的弯曲度；若以手指沿棘突以适当压力自上而下划过，皮肤即可见一条红色充血线，借此可观察有无脊柱侧弯，同时可观察有无背肌萎缩或痉挛。正常人直立时，从侧面观察脊柱有四个生理弯曲，即颈段略向前凸，腰段明显前凸，胸段稍向后凸，骶段后凸幅度较大；从背面观察应无脊柱侧弯。

（郝春艳）

第九章　神经系统检查

一、名词解释

肌力

二、选择题

A 型题

1. 下列哪对脑神经属于特殊感觉神经
   A. 面神经
   B. 视神经
   C. 三叉神经
   D. 动眼神经
   E. 舌下神经
2. 下述哪种检查不属于视神经的检查范围
   A. 近视力
   B. 远视力
   C. 眼球活动度
   D. 视野
   E. 眼底
3. 下述何处病变出现同向性偏盲
   A. 视神经
   B. 视网膜
   C. 视交叉
   D. 视束
   E. 额叶
4. 下述哪项检查不属于自主神经反射的检查
   A. 眼心反射
   B. 卧立/立卧位试验
   C. 竖毛反射
   D. 颈动脉窦反射
   E. 拉塞格征
5. 下述哪种反射不属于浅反射
   A. 角膜反射
   B. 眼心反射
   C. 跖反射
   D. 腹壁反射
   E. 肛门反射
6. 下述哪种试验不属于复合感觉的检查
   A. 皮肤定位觉
   B. 两点辨别觉
   C. 跟膝胫试验
   D. 实体辨别觉
   E. 体表图形觉
7. 跖反射的反射中枢为
   A. 腰髓 4～5
   B. 骶髓 1～2
   C. 骶髓 2～3
   D. 骶髓 3～4
   E. 骶髓 4～5
8. 下述哪个征象不是脑膜刺激征的主要检查方法
   A. 巴宾斯基征
   B. 颈强直
   C. 凯尔尼格征
   D. 布鲁津斯基征
   E. 坐位低头试验
9. 下述哪种检查不属于共济运动检查方法
   A. 指鼻试验
   B. 指指试验
   C. 温度觉试验
   D. 闭目难立试验
   E. 跟膝胫试验

B 型题

A. 角膜反射

B. 病理反射
C. 桡骨膜反射
D. 凯尔尼格征
E. 共济运动
1. 深反射
2. 浅反射
3. 脑膜刺激征
4. 巴宾斯基征
5. 闭目难立征

三、问答题

写出四种常用的深反射检查名称。

参考答案

一、名词解释

肌力指做随意运动时肌肉的最大收缩力。

二、选择题

A 型题

1. B 2. C 3. D 4. E 5. B 6. C 7. B 8. A 9. C

B 型题

1. C 2. A 3. D 4. B 5. E

三、问答题

膝腱反射、跟腱反射、肱二头肌反射、肱三头肌反射。

（郭淮莲）

第三篇　病历书写与诊断思维方法

（略）

第四篇　实验诊断

分篇主编　郝长来（承德医学院）

分篇编委　郭连兴（承德医学院）
李晶琴（首都医科大学）
孙艺红（北京大学医学部）
薛翠娥（山西医科大学汾阳学院）

第四篇　实验诊断

第一章　血液检查

一、名词解释

1. 染色质小体（Howell-Jolly 小体）　2. 卡波（Cabot）环　3. 核左移
4. 中毒颗粒　5. Auer 小体　6. 红细胞沉降率　7. 网织红细胞
8. 红细胞体积分布宽度　9. 分裂池　10. 循环池

二、选择题

A 型题

1. 血液分析仪按功能分哪项不对
   A. 一分群
   B. 二分群
   C. 三分群
   D. 四分群
   E. 五分群
2. 成年男性红细胞计数参考值
   A. （2.0～3.0）$\times10^{12}$/L
   B. （3.0～4.0）$\times10^{12}$/L
   C. （3.5～4.5）$\times10^{12}$/L
   D. （4.0～5.5）$\times10^{12}$/L
   E. （5.0～6.0）$\times10^{12}$/L
3. 重度贫血
   A. 血红蛋白<110g/L
   B. 血红蛋白<90g/L
   C. 血红蛋白<60g/L
   D. 血红蛋白<30g/L
   E. 血红蛋白<10g/L
4. 红细胞（RBC）减少等于血红蛋白（Hb）的减低时见于
   A. 巨幼细胞贫血
   B. 溶血性贫血
   C. 缺铁性贫血
   D. 再生障碍性贫血
   E. 正细胞正色素性贫血
5. 下列各项不符合严重感染的是
   A. 白细胞总数常增加
   B. 中性粒细胞核左移
   C. 淋巴细胞相对减少
   D. 嗜碱性粒细胞常增加
   E. 中性粒细胞出现毒性变
6. 可使红细胞沉降率（血沉）增快的物质
   A. 白蛋白
   B. 纤维蛋白原
   C. 糖蛋白
   D. 卵磷脂
   E. 胆固醇
7. 传染性单核细胞增多症哪种细胞增多
   A. 中性粒细胞
   B. 嗜酸性粒细胞
   C. 嗜碱性粒细胞
   D. 淋巴细胞
   E. 单核细胞
8. 重度贫血的患者血红蛋白多在

A. 90～120g/L
B. 80～110g/L
C. 70～90g/L
D. 30～60g/L
E. 20～30g/L

9. RBC 降低幅度小于 Hb 降低幅度见于
A. 缺铁性贫血
B. 急性失血性贫血
C. 溶血性贫血
D. 再生障碍性贫血
E. 巨幼细胞贫血

10. RBC 降低幅度大于 Hb 降低幅度见于
A. 缺铁性贫血
B. 急性失血性贫血
C. 溶血性贫血
D. 再生障碍性贫血
E. 巨幼细胞贫血

11. 严重血管内溶血时血清结合珠蛋白为
A. 1.5mg/L
B. 1.0 mg/L
C. 0.5 mg/L
D. 0.1mg/L
E. 测不出

12. 酸溶血试验阳性主要见于
A. 阵发性睡眠性血红蛋白尿症
B. 遗传性红细胞膜缺陷症
C. 自身免疫性溶血性贫血
D. 丙酮酸激酶缺乏症
E. 阵发性寒冷性血红蛋白尿症

13. 抗凝药治疗监控时凝血酶原时间（PT）的报告方式为
A. 秒（s）数
B. 凝血酶原时间比值（PTR）
C. 国际标准化比值（INR）
D. 国际敏感指数（ISI）
E. 活动度

14. 血友病乙患者哪种因子缺乏
A. Ⅷ
B. Ⅸ
C. Ⅹ
D. Ⅺ
E. Ⅻ

15. 抗人球蛋白试验阳性见于
A. 自身免疫性溶血性贫血
B. 缺铁性贫血
C. 巨幼细胞贫血
D. 阵发性睡眠性血红蛋白尿症
E. 阵发性寒冷性血红蛋白尿症

B 型题

A. 中性粒细胞增多
B. 中性粒细胞减少
C. 嗜酸性粒细胞增多
D. 嗜酸性粒细胞减少
E. 全血细胞减少

1. 急性化脓性感染
2. 过敏性疾病
3. 伤寒
4. 应用肾上腺皮质激素后
5. 再生障碍性贫血

A. 淋巴细胞增多
B. 淋巴细胞减少
C. 单核细胞增多
D. 单核细胞减少
E. 嗜酸性粒细胞增多

6. 慢性粒细胞性白血病
7. 麻疹
8. 百日咳
9. 结核病
10. 疟疾
11. 黑热病
12. 单核细胞白血病

A. 核左移
B. 核右移
C. 中性粒细胞中毒颗粒
D. 杜勒小体
E. Auer 小体

13. 杆状核增多称为
14. 5 叶以上的中性粒细胞增多为

15. 中性粒细胞胞浆中粗大的紫黑或深紫红色颗粒为
16. 急性粒细胞白血病中可见
17. 中性粒细胞严重毒性变时胞浆中嗜碱性区域为

A. 红细胞沉降率（血沉）增快
B. 红细胞沉降率（血沉）变慢
18. 红细胞增多
19. 球蛋白增多
20. 纤维蛋白原增多
21. 白蛋白减少
22. 风湿性疾病
23. 球形红细胞增多

A. 网织红细胞增多
B. 网织红细胞减少
24. 骨髓增生旺盛
25. 溶血性贫血
26. 再生障碍性贫血
27. 急性失血性贫血
28. 造血功能低下

A. 血细胞比容增高
B. 血细胞比容降低
29. 贫血
30. 脱水
31. 大面积烧伤

A. 血小板破坏增多
B. 血小板消耗增加
C. 血小板生理性增多
D. 血小板病理性增多
32. 慢性粒细胞白血病早期
33. 运动后
34. 原发性血小板减少性紫癜
35. 弥散性血管内凝血

三、问答题

1. 红细胞大小不均见于什么情况？
2. 杜勒（Döhle）小体的临床意义是什么？
3. 表示感染程度的毒性指数是什么？
4. 影响红细胞沉降率的因素是什么？
5. 止血与凝血障碍检验主要用于哪些方面？
6. 血浆鱼精蛋白副凝固试验的临床意义是什么？
7. 血浆凝血酶原时间（PT）延长反映哪些凝血因子缺乏？见于哪些疾病？

参考答案

一、名词解释

1. 染色质小体：在红细胞的胞浆中，出现一个或数个圆形紫红色小体，大小为 1～2μm，称染色质小体，它是细胞核的残余物。

2. 卡波环：为一细线状，呈圆形或“8”字形，紫红色，位于红细胞胞浆中，一般认为它是核膜残余物。

3. 核左移：周围血液中出现不分叶核的粒细胞增多（超过 5%）时，称为核左移。

4. 中毒颗粒：在中性粒细胞的胞浆中出现粗大的分布不均匀的黑蓝色颗粒，是一种变性颗粒，称为中毒颗粒。

5. Auer 小体：在中性粒细胞胞浆中的红色细杆状物，一个或数个，长为 1～6μm，内含酸性磷酸酶和过氧化物酶。

6. 红细胞沉降率：指红细胞在特制的玻璃管中于一定时间内下沉的距离。

7. 网织红细胞：是晚幼红细胞与成熟红细胞之间的未完全成熟的红细胞，胞浆中含有核糖体，经煌焦油蓝染色呈浅蓝色或深蓝色网状结构。

8. 红细胞体积分布宽度：是反映周围血红细胞间体积差异的参数，通过变异系数定量地表示红细胞体积分布的离散程度。

9. 分裂池：指粒细胞中幼阶段以前具有分裂能力的细胞群。

10. 循环池：释放到外周血中的粒细胞有约半数随血液循环，这部分粒细胞称为循环池。

二、选择题

A 型题

1. A	2. D	3. C	4. E	5. D	6. B	7. D	8. D	9. A
10. E	11. E	12. A	13. C	14. B	15. A			

B 型题

1. A	2. C	3. B	4. D	5. E	6. E	7. A	8. A	9. A
10. C	11. C	12. C	13. A	14. B	15. C	16. E	17. D	18. B
19. A	20. A	21. A	22. A	23. B	24. A	25. A	26. B	27. A
28. B	29. B	30. A	31. A	32. D	33. C	34. A	35. B	

三、问答题

1. 红细胞大小不均见于：缺铁性贫血时以小细胞为主；巨幼细胞贫血时，以大红细胞为主，在同一张血片中红细胞大小不均，差异显著。

2. 杜勒小体见于中性粒细胞严重毒性变时。

3. 1 为极重度，表示病情严重；0.75 为重度；0.5 为中度；<0.25 为轻度。

4. 影响红细胞沉降的因素有：① 红细胞因素：红细胞的数量、形态、凝集状态；② 血浆因素：血浆中纤维蛋白原或球蛋白、白蛋白水平。

5. 止血与凝血障碍检验主要用于① 出血性疾病的诊断：如血友病等；② 血栓前状态的分析；③ 弥散性血管内凝血（DIC）诊断；④ 药物治疗的监测（抗凝血疗法、溶栓治疗、抗血小板治疗及降纤治疗等）；⑤ 手术前检测及治疗。

6. 此试验阳性见于纤维蛋白溶解亢进的患者，多见于弥散性血管内凝血。

7. PT 延长主要反映外源性凝血途径因子Ⅱ、Ⅴ、Ⅶ、Ⅹ和纤维蛋白原缺乏。见于某些凝血因子先天性缺乏，获得性凝血因子缺乏（如 DIC、原发性纤溶亢进、维生素 K 缺乏症、严重肝病、血液中抗凝物质增多）。

（郝长来）

第二章　骨髓检查

一、名词解释

1. 造血干细胞　　2. 增生性贫血　　3. 增生不良性贫血　　4. 白血病

二、选择题

A 型题

1. 下列不能进行骨髓穿刺的疾病是
   A. 急性粒细胞白血病（急粒）
   B. 血友病
   C. 再生障碍性贫血
   D. 慢性粒细胞白血病（慢粒）
   E. 多发性骨髓瘤
2. 骨髓穿刺涂片检查吸取骨髓液量一般为
   A. 0.1～0.2 ml
   B. 0.3～0.4 ml
   C. 0.5～0.6 ml
   D. 0.6～0.7 ml
   E. 0.7～0.8 ml
3. FAB 分型中急性髓系白血病 M_1 型（AML - M_1）骨髓中原粒细胞
   A. ≥90%
   B. ≥80%
   C. ≥60%
   D. ≥40%
   E. ≥30%
4. 常用骨髓穿刺的部位是
   A. 胸骨穿刺
   B. 髂后上棘穿刺
   C. 棘突穿刺
   D. 胫骨穿刺
   E. 定位穿刺
5. 过氧化酶染色主要是鉴别
   A. 急粒与慢粒
   B. 急性淋巴细胞白血病（急淋）与慢性淋巴细胞白血病（慢淋）
   C. 急粒与急淋
   D. 急粒与慢性单核细胞白血病（慢单）
   E. 急性单核细胞白血病（急单）与慢单
6. 骨髓增生明显活跃，粒红比值减低，可能是
   A. 再生障碍性贫血
   B. 化脓性感染
   C. 增生性贫血
   D. 类白血病反应
   E. 以上都不是
7. WHO 分类中原始细胞数量规定诊断急性白血病的标准是
   A. ≥50%
   B. ≥40%
   C. ≥30%
   D. ≥20%
   E. ≥10%
8. 慢性粒细胞白血病慢性期血象特点是原始粒细胞＋早幼粒细胞
   A. ＜50%
   B. ＜30%
   C. ＜20%
   D. ＜10%
   E. ＜5%
9. 对于骨髓增生异常综合征（MDS-RAEB）描述下列哪项是正确的
   A. 外周血原始细胞＞5%，骨髓原始细胞达到5%～20%
   B. 外周血原始细胞＜5%，骨髓原始

细胞达到 5%～20%

C. 常伴有 Auer 小体

D. 外周血原始细胞<5%，骨髓原始细胞<5%

E. 外周血原始细胞>5%，骨髓原始细胞达到 20%但<30%

B 型题

A. 骨髓增生极度活跃

B. 骨髓增生明显活跃

C. 骨髓增生活跃

D. 骨髓增生低下

E. 骨髓增生极度低下

1. 各种白血病
2. 增生性贫血
3. 正常骨髓象
4. 慢性再生障碍性贫血
5. 急性再生障碍性贫血

A. 骨髓原粒细胞≥90%

B. 骨髓原粒细胞 30%～89%

C. 骨髓原单核细胞≥80%

D. 骨髓红系各阶段细胞≥50%

E. 骨髓原粒+早幼粒细胞<10%

6. AML - M_1
7. AML - M_2
8. AML - M_6
9. AML - M_{5a}
10. 慢性粒细胞白血病慢性期

三、问答题

1. 红细胞系包括哪几种细胞?
2. 单核细胞系包括哪几种细胞?
3. 过氧化酶染色阳性的临床意义是什么?
4. 中性粒细胞碱性磷酸酶染色积分增高的临床意义是什么?
5. M_3 型白血病骨髓象的主要特征是什么?
6. 请描述染色体 45，X，- Y，t（8；21）（q22；q22）[10] 是什么意思?

参考答案

一、名词解释

1. 造血干细胞：是具有高度自我更新和进一步分化成各系祖细胞潜能的细胞群体。

2. 增生性贫血：由骨髓以外的病因导致的贫血，周围血象虽见红细胞及血红蛋白的减少，但骨髓象中则见红细胞系呈代偿性增生。

3. 增生不良性贫血：由于骨髓病变导致造血功能低下所致的贫血。

4. 白血病：是造血干细胞或祖细胞呈恶性增生的一类恶性肿瘤性疾病。

二、选择题

A 型题

1. B　2. A　3. A　4. B　5. C　6. C　7. D　8. D　9. B

B 型题

1. A　2. B　3. C　4. D　5. E　6. A　7. B　8. D　9. C
10. E

三、问答题

1. 红细胞系包括原红细胞、早幼红细胞、中幼红细胞、晚幼红细胞、网织红细胞、红细胞。

2. 单核细胞系包括原单核细胞、幼单核细胞、单核细胞。

3. 过氧化物酶（POX）主要存在于粒系细胞的嗜天青颗粒中，其次见于单核细胞。在急性粒细胞白血病时，片中主要是粒细胞，故为强阳性反应；单核细胞白血病时，则多为弱阳性反应；但原粒细胞和原单核细胞均为阴性反应。急性淋巴细胞白血病时 POX 为阴性反应。

4. 中性粒细胞碱性磷酸酶染色积分增高主要见于急性淋巴细胞白血病、再生障碍性贫血、细菌感染尤其是化脓性细菌感染、腺垂体-肾上腺皮质功能亢进，以及皮质激素、促皮质激素及雌激素的应用等。

5. 骨髓中以颗粒增多的异常早幼粒细胞增生为主，＞30%非红系有核细胞（NEC）。

6. 45，X，-Y，t（8；21）（q22；q22）[10] 表示：在 10 个细胞中期分裂象中均为 45 条染色体，丢失一条性染色体 Y，伴随 8 号染色体长臂 2 区 2 带与 21 号染色体长臂 2 区 2 带的交互易位。

（郝长来）

第二章　尿液检验

一、名词解释

1. 尿液
2. 乳糜尿
3. 生理性蛋白尿
4. 生理性糖尿
5. 管型
6. 选择性蛋白尿

二、选择题

A 型题

1. 尿液早孕检查留取标本的方式是
   A. 晨尿
   B. 随机尿
   C. 餐后尿
   D. 12 h 尿
   E. 24 h 尿
2. 多发性骨髓瘤患者尿中出现的特异性蛋白是
   A. 白蛋白
   B. 纤维蛋白
   C. 血红蛋白
   D. 肌红蛋白
   E. 本-周蛋白
3. 诊断绒毛膜癌的尿液稀释妊娠试验阳性界线是
   A. 1∶100 阳性
   B. 1∶200 阳性
   C. 1∶300 阳性
   D. 1∶400 阳性
   E. 1∶500 阳性
4. 糖尿病患者的尿液
   A. 比密高、尿量少
   B. 比密高、尿量多
   C. 比密低、尿量少
   D. 比密低、尿量多
   E. 比密、尿量均正常
5. 下列哪种疾病每日尿蛋白排出常大于 3g
   A. 直立性蛋白尿
   B. 肾病综合征
   C. 运动性蛋白尿
   D. 肾盂肾炎
   E. 烧伤
6. 选择性蛋白尿的主要成分是
   A. IgG
   B. IgM
   C. C_3
   D. 白蛋白（Alb）
   E. β_2－M

B 型题

A. 尿量 500～2500ml/24h
B. 尿量＞2500ml/24h
C. 尿量＜400ml/24h
D. 尿量＜50ml/24h

1. 正常人尿量
2. 无尿
3. 少尿
4. 多尿

A. 近于无色尿

B. 深黄色尿
C. 淡红色或红色血尿
D. 浓茶色尿
E. 乳糜尿
5. 糖尿病
6. 阻塞性黄疸
7. 肾癌
8. 阵发性睡眠性血红蛋白尿
9. 血丝虫病

A. 肾性蛋白尿
B. 非肾性蛋白尿
C. 特殊性蛋白尿
10. 慢性肾炎
11. 充血性心力衰竭
12. 膀胱炎
13. 多发性骨髓瘤
14. 巨球蛋白血症

尿液显微镜检查可见
A. 鳞状上皮细胞
B. 柱状上皮细胞
C. 移行上皮细胞
D. 肾上皮细胞
15. 来自尿道或阴道的表层
16. 慢性尿道炎
17. 膀胱炎
18. 急性肾小球肾炎

尿液显微镜检查可见
A. 大量白细胞
B. 镜下血尿
19. 肾盂肾炎
20. 肾结石

尿液显微镜检查可见
A. 肾小管上皮细胞管型
B. 颗粒管型
C. 白细胞管型
D. 脂肪管型
E. 肾衰竭管型
21. 急性肾小球肾炎
22. 间质性肾炎
23. 慢性肾衰竭多尿期
24. 肾盂肾炎
25. 慢性肾炎肾病型

A. 蛋白常为（+）～（++）
B. 尿蛋白常为（+）～（+++）
C. 尿蛋白大量增高，多为(+++）～（++++）
26. 慢性肾盂肾炎
27. 慢性肾小球肾炎
28. 肾病综合征

三、问答题

1. 何谓多尿?
2. 深黄色尿主要见于什么疾病?
3. 正常人每日从尿中排出蛋白质的量是多少?
4. 病理性蛋白尿分为几大类?
5. 尿中出现的上皮细胞有几种?
6. 急性肾盂肾炎尿液改变有哪些?
7. 急性肾小球肾炎尿液改变有哪些?

参考答案

一、名词解释

1. 尿液：是血液流经肾时，经过肾小球滤过、肾小管和集合管重吸收以及肾小管排泌三个过程而形成的，是经泌尿系统排出体外的代谢产物。

2. 乳糜尿：是指尿内含有脂肪，白色混浊，加乙醚后可变清。

3. 生理性蛋白尿：系指泌尿系统无器质性病变，尿内暂时出现蛋白质。

4. 生理性糖尿：指暂时性糖尿，可因摄入糖过多、输入葡萄糖后、精神过度紧张、情绪激动而引起，妊娠也可发生生理性糖尿，以中末期多见。

5. 管型：为蛋白质在肾小管、集合管内凝聚而成的圆柱形物体。其形态两边平行，两端钝圆，长短粗细主要取决于形成的部位。

6. 选择性蛋白尿：肾小球损伤的程度较轻时，滤过膜屏障、电荷屏障受损致使膜电荷降低，中、小相对分子质量的白蛋白、转铁蛋白、β_2微球蛋白等蛋白质滤出增多。

二、选择题

A 型题

1. A　2. E　3. E　4. B　5. B　6. D

B 型题

1. A　2. D　3. C　4. B　5. A　6. B　7. C　8. D　9. E
10. A　11. B　12. B　13. C　14. C　15. A　16. B　17. C　18. D
19. A　20. B　21. B　22. A　23. E　24. C　25. D　26. A　27. B
28. C

三、问答题

1. 24h 尿量超过 2500ml，称为多尿。

2. 深黄色尿主要见于梗阻性及肝细胞性黄疸。

3. 正常人每日从尿中排出的蛋白质极少，不超过 100mg。

4. 病理性蛋白尿有肾性蛋白尿、非肾性蛋白尿、溢出性蛋白尿及组织性蛋白尿四类。

5. 尿中出现的上皮细胞有鳞状上皮细胞、柱状上皮细胞、移行上皮细胞、肾上皮细胞。

6. 患急性肾盂肾炎时尿液外观常呈不同程度浑浊，蛋白多为（±）～（++）不等，每日排出蛋白量不超过 1g。镜检白细胞增多，1h 排泄量大于 10 万个，红细胞多少不一。结晶紫、沙黄染色检查，可找到闪光的含脂肪颗粒细胞。亚硝酸盐还原试验阳性。用药前，留取清晨中段尿培养，可检出大量细菌。

7. 肉眼血尿。95%病例的尿蛋白持续呈轻、中度（+）～（++）不等阳性。多量者少见，24h 定量大多<3g（个别也可达 10g）。显微镜检查可见大量异形红细胞，白细胞亦常增多。易见透明管型、颗粒管型、红细胞管型和上皮细胞管型。蜡样管型和脂肪管型则少见。

（薛翠娥）

第四章　粪便检查

一、名词解释

1. 粪便　2. 隐血试验　3. 米泔样便　4. 肠道菌群失调症

二、选择题

A 型题

1. 黑色粪便可见于
   A. 痢疾
   B. 霍乱
   C. 消化不良
   D. 上消化道出血
   E. 婴儿腹泻
2. 结肠便秘时，粪便性状可呈
   A. 大量黏液
   B. 粪便可呈球状
   C. 水样便
   D. 脓血便
   E. 黑便
3. 粪便有大量淀粉颗粒见于
   A. 胆囊炎
   B. 痢疾
   C. 胰腺功能不全
   D. 慢性胃炎
   E. 肠寄生虫病
4. 正常粪便中不应有
   A. 白细胞
   B. 红细胞
   C. 淀粉颗粒
   D. 植物纤维
   E. 脂肪小滴

B 型题

A. 粪便颜色呈淡黄色
B. 粪便颜色呈灰白色
C. 粪便颜色呈果酱色
D. 粪便颜色呈红色
E. 粪便颜色为黑色

1. 上消化道出血
2. 下消化道出血
3. 胆道阻塞
4. 阿米巴痢疾
5. 消化不良

A. 扁平带状便
B. 水样便
C. 脓、血、黏液便
D. 稀软便
E. 鲜血样便

6. 肛门出血
7. 肠结核
8. 细菌性痢疾
9. 霍乱
10. 直肠癌

粪便镜检可见

A. 大量上皮细胞
B. 嗜酸性粒细胞
C. 大量淀粉颗粒
D. 大量中性脂肪
E. 粪便中球菌与杆菌之比为 10∶1

11. 菌群失调
12. 胰头癌
13. 胰腺功能不良
14. 肠道过敏症患者
15. 慢性结肠炎

三、问答题

1. 粪便的理学检查包括哪几项内容?
2. 粪便中常见的虫卵有几种?
3. 粪便中的食物残渣有几种?
4. 细菌性食物中毒的粪便有何改变?

参考答案

一、名词解释

1. 粪便：是消化器官排泄的废物，其主要成分为食物残渣、水分和肠道细菌，其次为少量胃肠道、肝胆及胰腺的分泌物，蛋白质及脂肪的分解产物，以及无机盐、脱落细胞等。

2. 当上消化道出血量少时，红细胞被消化分解破坏，粪便外观无异常改变，显微镜下不能发现。测定红细胞已破坏的微量出血的方法，称隐血试验。

3. 米泔样便：呈白色淘米水样，量大，内含黏液片、块。

4. 肠道菌群失调症：正常菌群减低甚至消失，革兰阴性杆菌严重减低，甚至消失，而革兰阳性球菌明显增多而导致的轻度腹泻。

二、选择题

A 型题

1. D　2. B　3. C　4. B

B 型题

1. E　2. D　3. B　4. C　5. A　6. E　7. D　8. C　9. B
10. A　11. E　12. D　13. C　14. B　15. A

三、问答题

1. 粪便的理学检查包括：颜色、气味、性状、寄生虫。

2. 粪便中常见的虫卵有蛔虫卵、鞭虫卵、姜片虫卵等。

3. 粪便中的食物残渣有肌肉纤维、植物细胞、淀粉颗粒、结缔组织残屑、脂肪等。

4. 细菌性食物中毒时每次粪便较多，水样，可含有少量黏液，有恶臭，偶有呈脓血便者。镜检脓细胞数量不定（常较少），可伴有红细胞。嗜盐菌性食物中毒，可见巨噬细胞。细菌培养可得到相应的病原菌。

（薛翠娥）

第五章　脑脊液和浆膜腔积液检查

一、名词解释

1. 脑脊液　　2. 漏出液　　3. 渗出液　　4. 浆膜腔

二、选择题

A 型题

1. 正常人脑脊液总量是
   A. 20～60ml
   B. 60～100ml
   C. 100～140ml
   D. 90～150ml
   E. 180～200ml
2. 正常脑脊液氯化物含量为
   A. 85～98mmol/L
   B. 99～110mmol/L
   C. 111～122mmol/L
   D. 123～130mmol/L
   E. 131～142mmol/L
3. 下列不引起漏出液的疾病是
   A. 胸膜炎
   B. 肾病综合征
   C. 肝硬化
   D. 心力衰竭
   E. 肝静脉闭塞症（Budd-Chiari 综合征）
4. 关于化脓性脑膜炎，下列哪项是错误的
   A. 脑脊液压力较高
   B. 脑脊液静置后可出现凝固物
   C. 脑脊液中葡萄糖含量降低
   D. 脑脊液蛋白质含量降低
   E. 脑脊液蛋白质含量升高

B 型题

脑脊液镜检可见
   A. 中性粒细胞增多
   B. 淋巴细胞增多
   C. 嗜酸性粒细胞增多
   D. 浆细胞增多
   E. 红细胞增多

1. 脑出血
2. 结核性脑膜炎
3. 脑囊虫病
4. 各种脑炎恢复期
5. 化脓性脑膜炎

三、问答题

1. 脑脊液的理学检查包括哪些内容？
2. Pandy 试验阳性见于什么情况？
3. 黏蛋白定性试验阳性说明什么？
4. 常见中枢神经系统疾病的脑脊液实验室检查特点有哪些？
5. 漏出液与渗出液的鉴别点有哪些？

参考答案

一、名词解释

1. 脑脊液：是由血浆透过脉络膜丛后的清晰液体，产生于各脑室的微血管丛，它是一种细胞外液。

2. 漏出液：由于血浆渗透压降低、血管内压力增高、淋巴管受阻形成的积液，称为漏出液，为非炎症性积液。

3. 渗出液：各种细菌感染时形成的积液，为炎症性积液。但亦可见于非感染因素，如外伤、恶性肿瘤、血液、胆汁、胰液等刺激引起。

4. 浆膜腔：胸腔、腹腔、心包腔和关节腔统称为浆膜腔。

二、选择题

A 型题

1. D　　2. D　　3. A　　4. D

B 型题

1. E　　2. B　　3. C　　4. D　　5. A

三、问答题

1. 脑脊液的理学检查包括量、颜色、透明度、凝固性。

2. 正常脑脊液含蛋白极微量，该试验为阴性。阳性见于脑膜或脑实质炎症，如化脓性脑膜炎、结核性脑膜炎、脑肿瘤、脑出血或蛛网膜下腔梗阻等。

3. 蛋白阳性表明渗出液中含大量黏蛋白，故黏蛋白定性试验阳性见于渗出液。

4. **常见中枢神经系统疾病的脑脊液实验室检查特点**

	压力（kPa）	外观及静置后改变	蛋白质		葡萄糖（mmol/L）	氯化物（mmol/L）	细胞计数及分类（×10⁹/L）	细菌
			Pandy 试验	定量（g/L）				
正常成人	0.78～1.76	无色透明	－	0.2～0.4	2.5～4.5	123～130	0～0.01，多为淋巴细胞	无
化脓性脑膜炎	↑↑	混浊、脓性，有凝块	＞＋＋	↑↑	↓↓	稍↓	↑↑，以中性粒细胞为主	可发现致病菌
结核性脑膜炎	↑	毛玻璃样混浊、有薄膜形成	＋～＋＋	↑	↓	↓↓	↑，早期以中性粒细胞为主，晚期以淋巴细胞为主	可发现结核分枝杆菌
病毒性脑膜炎	轻微↑	透明或微混	±～＋＋	↑	正常或稍↑	正常	↑，以淋巴细胞为主	无
流行性乙型脑炎	轻微↑	透明或微混	＋	轻微↑	正常或稍↑	正常	↑，早期以中性粒细胞为主，晚期以淋巴细胞为主	无
脑室及蛛网膜下腔出血	轻微↑	血性或黄色	＋～＋＋	↑	多数↑	正常	↑，以红细胞为主	无

5.　　漏出液与渗出液的鉴别

项目	漏出液	渗出液
病因	非炎症性	炎症性或肿瘤、理化因素刺激
颜色	淡黄色、浆液性	不定，可黄色、血性、脓性或乳糜性
透明度	清晰透明或微混	混浊
比密	<1.015	>1.018
凝固性	不易凝固	易凝固
pH 值	>7.4	<6.8
蛋白质定量	<25g/L	>30 g/L
总蛋白/血清总蛋白	<0.5	>0.5
LDH（U/L）	<200	>200
积液 LDH/血清 LDH	<0.6	>0.6
细胞总数	$<0.1\times10^{9}/L$	$>0.5\times10^{9}/L$
有核细胞分类	以淋巴细胞为主，间皮细胞偶见	炎症早期以中性粒细胞为主，慢性期或恶性积液以淋巴细胞为主
肿瘤细胞	无	可找到肿瘤细胞
细菌	无	可找到致病菌

LDH：乳酸脱氢酶

（李晶琴）

第六章　免疫学检查

一、名词解释

1. 免疫　2. 免疫球蛋白　3. 抗核抗体　4. 类风湿因子　5. 抗 ENA 抗体　6. 轻链病　7. 细胞因子　8. T 细胞的簇分化抗原　9. 成熟 T 细胞亚群　10. E-玫瑰花结形成试验（ERFT）

二、选择题

A 型题

1. 单克隆 IgM 明显增高见于
   A. 系统性红斑狼疮（SLE）
   B. 类风湿关节炎
   C. 原发性巨球蛋白血症
   D. 特发性哮喘
   E. 寄生虫病
2. 有关艾滋病（AIDS）下列哪项是错误的
   A. 病原是人类免疫缺陷病毒（HIV）
   B. T 细胞减少
   C. $CD4^+$ T 细胞减少
   D. $CD8^+$ T 细胞减少
   E. $CD4^+/CD8^+$ 比值常<0.5
3. 正处于乙肝病毒感染期的检查结果是
   A. HBsAg +、抗 HBs+、抗 HBc −、HBeAg −，抗 HBe −
   B. HBsAg +、抗 HBs −、抗 HBc +、HBeAg +、抗 HBe−
   C. HBsAg −、抗 HBs +、抗 HBc −、HBeAg −，抗 HBe −
   D. HBsAg −、抗 HBs +、抗 HBc −、HBeAg −，抗 HBe +
   E. HBsAg −、抗 HBs −、抗 HBc −、HBeAg −，抗 HBe +
4. T 淋巴细胞增多可见于
   A. 慢性活动性肝炎
   B. 麻疹
   C. 水痘
   D. 先天性和获得性免疫缺陷
   E. 类风湿关节炎
5. 不属于自身抗体的是
   A. 抗 ENA 抗体
   B. 抗链球菌溶血素“O”（ASO）
   C. 类风湿因子
   D. 抗 Sm 抗体
   E. 抗乙酰胆碱受体抗体
6. 不属于细胞因子的是
   A. 白细胞介素（ IL）-1
   B. 干扰素（IFN）
   C. 肿瘤坏死因子（TNF）
   D. C 反应蛋白（CRP）
   E. 集落刺激因子（CSF）

B 型题

A. 抗核抗体（ANA ）阳性
B. 抗链球菌溶血素“O”（ASO） 1∶400 以上
C. 肥达（Widal）反应 TO 及 TH 显著升高
D. 类风湿因子（RF）阳性
E. 抗 SSA 抗体、抗 SSB 抗体阳性

1. 系统性红斑狼疮
2. 类风湿关节炎
3. 风湿热活动期
4. 伤寒
5. 干燥综合征

A. 抗沙眼衣原体抗体阳性
B. 抗 ds - DNA 抗体阳性
C. 快速血清不加热反应素玻片试验（USR）或快速血浆反应素环状卡片试验（RPR）阳性
D. 抗线粒体抗体阳性
E. 抗 HIV 抗体阳性

6. 艾滋病
7. 梅毒
8. 非淋菌性尿道炎
9. 原发性胆汁性肝硬化
10. 系统性红斑狼疮

三、问答题

1. 免疫球蛋白有几类？
2. 什么是免疫球蛋白单克隆性增高？并举出一种疾病。
3. 抗核抗体（ANA）阳性是否即为 SLE？
4. 什么是免疫复合物？
5. 什么是 C 反应蛋白？
6. 什么是抗链球菌溶血素“O”？

参考答案

一、名词解释

1. 免疫：为宿主的一种保护性反应，其作用是识别和排除抗原性异物，以维持机体的生理平衡和稳定。

2. 免疫球蛋白：为一组具有抗体活性的蛋白质，存在于生物体的血液、体液、外分泌液及某些细胞膜上。

3. 抗核抗体：是指抗各种细胞核抗原成分的抗体总称。

4. 类风湿因子：是变性免疫球蛋白刺激机体产生的一种自身抗体，存在于患者的血液和关节液中，主要是 IgM。

5. 抗 ENA 抗体：是针对可提取性核抗原的一组自身抗体。

6. 轻链病：见于多发性骨髓瘤，是多发性骨髓瘤患者血中只有单克隆轻链而无其他单克隆免疫球蛋白的一个类型。

7. 细胞因子：是免疫细胞和某些非免疫细胞分泌的活性物质，其生物学功能主要是介导和调节免疫应答以及炎症反应等。

8. T 细胞的主要簇分化抗原（CD）有：CD2、CD3、CD4 和 CD8。$CD2^+$ 和 $CD3^+$ 出现于包括前 T 细胞至成熟的所有 T 细胞，为 T 细胞的标志；$CD4^-CD8^-$ 和 $CD4^+CD8^+$ 双阴性或双阳性 T 细胞属于未成熟 T 细胞，$CD4^+CD8^-$ 或 $CD4^-$ $CD8^+$ 的单阳性细胞为成熟 T 细胞。

9. 成熟 T 细胞可分为 $CD4^+$ 和 $CD8^+$ 两大亚群。$CD4^+$ $CD8^-$ 为辅助 T 细胞；$CD4^-$ $CD8^+$ 为细胞毒 T 细胞。

10. E-玫瑰花结形成试验（ERFT）的依据是人类 T 细胞和部分 NK 细胞表面有绵羊红细胞受体（即 CD2）。当人外周血淋巴细胞与绵羊红细胞混合，T 细胞表面的 CD2 可与多个

（至少 3 个）绵羊红细胞结合形成玫瑰花状，故称为玫瑰花结形成试验。可分为总 ERFT（Et－RFT）和活性 ERFT（Ea－RFT）。ERFT 是检测 T 细胞数量的方法。

二、选择题

A 型题

1. C　2. D　3. B　4. A　5. B　6. D

B 型题

1. A　2. D　3. B　4. C　5. E　6. E　7. C　8. A　9. D　10. B

三、问答题

1. 免疫球蛋白有 IgG、IgA、IgM、IgD、IgE 五类。

2. 是一种由恶性增殖的单克隆浆细胞分泌的免疫球蛋白或其片段。其理化性质均一，在血清蛋白电泳中于 α_2～γ 处可见一狭窄而浓的区带，即 M 蛋白。常见于多发性骨髓瘤、原发性巨球蛋白血症，亦可见于良性单克隆丙种球蛋白血症。

3. ANA 阳性最多见于未治疗的 SLE，阳性率可达 80%以上。其他一些自身免疫性疾病也可出现不同程度阳性。因此 ANA 阳性不一定就是 SLE，但 ANA 阴性对排除 SLE，尤其活动期的 SLE 有价值。

4. 抗体与其相对应的抗原相结合的产物即免疫复合物。

5. 在某些病理情况下，机体产生一种能与肺炎链球菌菌体 C 多糖起沉淀反应的糖蛋白，称为 C 反应蛋白。

6. 链球菌溶血素“O”是 A 族溶血性链球菌的代谢产物，能溶解红细胞，并具有一定的抗原性。由其刺激机体所产生相应的抗体，称为抗链球菌溶血素“O”，简称抗链“O”。

（郭连兴）

第七章 肝功能检查

一、名词解释

1. 前白蛋白　2. 胆酶分离现象　3. 甲胎蛋白　4. 间接胆红素
5. 直接胆红素

二、选择题

A 型题

1. 碱性磷酸酶（ALP）升高最显著的是
   A. 急性肝炎
   B. 肝硬化
   C. 骨质疏松
   D. 胆汁淤积性黄疸
   E. 骨肉瘤
2. 哪种不是肝硬化的改变
   A. 白蛋白降低
   B. 可见甲胎蛋白（AFP）升高
   C. γ球蛋白降低
   D. 前白蛋白降低
   E. γ球蛋白升高
3. 关于胆汁淤积性黄疸下列各项正确的是
   A. 总胆红素增高，间接胆红素增高
   B. 总胆红素增高，间接胆红素降低
   C. 总胆红素降低，间接胆红素增高
   D. 总胆红素增高，直接胆红素增高
   E. 总胆红素降低，直接胆红素降低
4. 尿胆原检查判断有诊断意义的界线是
   A. 尿胆原阴性
   B. 稀释两倍后阳性
   C. 1∶5 稀释阳性
   D. 1∶10 稀释阳性
   E. 1∶20 稀释阳性

B 型题

A. 血清谷丙转氨酶（ALT）升高
B. 碱性磷酸酶升高
C. 乙酰胆碱酯酶降低
D. 血清蛋白电泳有 M 蛋白

1. 急性肝炎
2. 胆汁排出障碍
3. 骨骼疾病
4. 有机磷农药中毒

A. 血清白蛋白减少
B. 血清球蛋白增加
C. 单胺氧化酶（MAO）升高
D. 血清总胆汁酸升高

5. 肾病综合征
6. 营养不良
7. 系统性红斑狼疮
8. 胆汁性肝硬化

A. 血清直接胆红素升高
B. 血清间接胆红素升高
C. 血中直接及间接胆红素均可升高
D. 血清尿酸减少

9. 溶血性黄疸主要为
10. 肝细胞性黄疸主要为
11. 胆汁淤积性黄疸主要为

三、问答题

1. 临床上常用的肝细胞酶检查是指哪几种酶的检测？
2. 临床上常用的胆管梗阻酶检查是指哪几种酶的检测？
3. 临床上常用的肝纤维化检查有哪几种指标？
4. 血清蛋白主要在人体哪个器官合成？在什么情况下合成减少？
5. 血清蛋白电泳球蛋白分为几种类型？
6. 在什么情况下可发生黄疸？

参考答案

一、名词解释

1. 前白蛋白：是肝细胞合成的一种半寿期短的蛋白质，可作为肝合成蛋白质功能的灵敏指标。

2. 在急性重型肝炎有时出现 ALT 渐降，而黄疸加深，称为胆酶分离现象，提示肝细胞大量坏死，预后不良。

3. 甲胎蛋白：为胎儿早期血清中的主要蛋白，出生后不久即降至小于 25μg/L，甲胎蛋白在原发性肝癌或胚胎性癌时明显增加。

4. 间接胆红素：为衰老的红细胞在网状内皮系统分解后释放出胆红素，在血液中与白蛋白结合，未与其他化合物结合，不溶于水，不能经肾小球滤出，为未结合胆红素。其分子内氢键阻碍它直接与 Ehrlich 重氮试剂发生反应，需用乙醇等消除氢键的影响后方能发生反应，故称为间接胆红素。

5. 直接胆红素：间接胆红素经肝细胞摄取后，通过肝细胞线粒体内酶的作用，未结合胆红素与葡萄糖醛酸结合，成为能溶于水的胆红素葡萄糖醛酸酯，亦称为结合胆红素。因其能与重氮试剂直接发生反应，又称为直接胆红素。

二、选择题

A 型题

1. D　2. C　3. D　4. E

B 型题

1. A　2. B　3. B　4. C　5. A　6. A　7. B　8. D　9. B
10. C　11. A

三、问答题

1. 常用的肝细胞酶检查是指谷丙转氨酶（ALT）、谷草转氨酶（AST）及 γ-谷氨酰转肽酶（γ-GTP）。

2. 胆管梗阻酶检查是指 ALP、γ-GTP 及两者的同工酶。

3. 常用的肝纤维化检查指标有 MAO、脯氨酸羟化酶（PH）及Ⅲ型前胶原氨基末端肽（P-Ⅲ-P）。

4. 肝是血清蛋白质合成最重要的器官，当肝病变时，合成蛋白质功能减退，主要表现为白蛋白减少，球蛋白增高，纤维蛋白原减少等。

5. 血清蛋白电泳可将球蛋白分为 α_1、α_2、β 及 γ 球蛋白。

6. 当胆红素形成过多，或肝细胞摄取、结合、转化及排泄过程发生障碍，均可引起血中直接或间接胆红素增高，就会出现黄疸。

（郭连兴）

第八章 肾功能检查

一、名词解释

1. 内生肌酐清除率　2. 尿渗量　3. 滤过钠排泄分数　4. β_2微球蛋白

二、选择题

A 型题

1. β_2微球蛋白在尿中的浓度升高提示
   A. 肾小管的功能障碍
   B. 肾小球的功能障碍
   C. 肝炎
   D. 膀胱炎
   E. 肺炎
2. 血清尿素的参考值是
   A. 2.3～7.1mg/dl
   B. 7.1～12.8mg/dl
   C. 3.2～7.1mmol/L
   D. 7.1～12.8mmol/L
   E. 9～20mmol/L

B 型题

A. 血清尿素氮升高
B. 血清 β 微球蛋白升高
C. 尿中 β_2微球蛋白测定
D. 内生肌酐清除率测定
E. 血清尿酸升高

1. 检查肾小管功能可选
2. 急性肾炎
3. 肾小球功能障碍
4. 检查肾小球功能可选
5. 高蛋白饮食时
6. 痛风时

三、问答题

1. 检查肾小球功能常用的方法是什么？
2. 检测尿中 β_2微球蛋白的浓度能表明肾的哪一方面功能？
3. 浓缩稀释试验主要检查肾的哪些方面的功能？
4. 哪些情况不能用氯化铵试验？

参考答案

一、名词解释

1. 内生肌酐清除率：肾在单位时间内能将若干毫升血浆中的内生肌酐清除出去，称为内生肌酐清除率。

2. 尿渗量：是指尿内溶质的微粒总数，可反映溶质和水的相对排泄速度。它只与溶质微粒的摩尔数有关，不受分子大小的影响，故测定尿渗量能更正确反映肾的浓缩稀释功能。尿渗量以 $mOsm/kgH_2O$ 表示。

3. 滤过钠排泄分数（FENa）：是指尿排出的钠占肾小球滤出钠总量的分数。可同时采取血液和尿标本测定钠（mmol/L）和肌酐的浓度（μmol/L），按下式求得 FENa（%）：

FENa（%）＝［（尿钠/血浆钠）/（尿肌酐/血浆肌酐）］×100

FENa 和尿钠浓度可作为鉴别急性肾小管坏死所致肾衰竭与肾前性氮质血症的指标。

4. β_2微球蛋白：为人类白细胞抗原的轻链，是分子量为 11800 的低分子量蛋白。血中的β_2微球蛋白经肾小球滤过，几乎全部（99.9%）被近端肾小管重吸收、降解。尿内含量极微。肾小球滤过功能减低时，血内β_2微球蛋白浓度升高，是反映肾小球功能的灵敏指标；当肾小管损伤，重吸收功能障碍时，尿内β_2微球蛋白浓度升高，是判断肾小管损伤的良好指标。

二、选择题

A 型题

1. A　　2. C

B 型题

1. C　　2. B　　3. B　　4. D　　5. A　　6. E

三、问答题

1. 检查肾小球功能常用的方法是内生肌酐清除率测定、血清尿素氮测定、血清肌酐测定。
2. 检测尿中β_2微球蛋白的浓度可观察肾小管重吸收功能。
3. 浓缩稀释试验主要观察远端肾单位功能是否受损。
4. 有酸中毒或肝脏疾病时不能用氯化铵试验。

（郭连兴）

第九章 心肌损伤生化标志物检查

一、名词解释

1. 肌钙蛋白复合物　　2. 肌红蛋白　　3. CK－MB

二、选择题

A 型题

1. 急性心肌梗死可见
   A. 乳酸脱氢酶（LD)$_5$ 升高
   B. LD_2 升高
   C. $LD_1<LD_2$
   D. $LD_1>LD_2$
   E. LD_3 升高
2. 心肌梗死时
   A. 肌红蛋白出现最早
   B. 肌红蛋白特异性低
   C. 心肌肌钙蛋白 T 在发病 6h 即可升高
   D. 心肌肌钙蛋白特异性高
   E. 以上都对

B 型题

A. 肌酸激酶（CK）显著升高，肌酸激酶同工酶（CK－MB）＜总活性的 5％
B. CK 显著升高，CK－MB＞总活性的 5％
C. LD_5、LD_4 均升高，$LD_5>LD_4$
D. 肌酸激酶 BB 同工酶（CK－BB）升高
E. CK 降低

1. 心肌梗死
2. 进行性肌营养不良
3. 脑血管意外
4. 急性肝炎
5. 肠坏死

参考答案

一、名词解释

1. 肌钙蛋白复合物：是横纹肌肌原纤维细丝的组成成分。它由肌钙蛋白 I、肌钙蛋白 T 和肌钙蛋白 C 三个亚单位组成，是肌肉的调节单位，在横纹肌的收缩过程中起重要作用。心肌肌钙蛋白 I 和 T 与横纹肌的抗原性不同。

2. 肌红蛋白：是心肌和横纹肌的肌浆蛋白，具有传输和贮存氧的功能。

3. CK－MB：为肌酸激酶同工酶，催化磷酸肌酸与腺苷二磷酸（ADP）之间的高能磷酸键转移，主要存在于心肌细胞的胞质和线粒体中。

二、选择题

A 型题

1. D　　2. E

B 型题

1. B　2. A　3. D　4. C　5. D

（孙艺红）

第十章　血清脂类和脂蛋白检查

一、名词解释

1. 高密度脂蛋白胆固醇　2. 低密度脂蛋白　3. 载脂蛋白　4. 高脂血症分型

二、选择题

A 型题

1. 何种疾病胆固醇降低
   A. 肾病综合征
   B. 糖尿病
   C. 胆汁淤积性黄疸
   D. 甲状腺功能亢进
   E. 甲状腺功能减退
2. 有关高脂蛋白血症的说法哪项是错误的？
   A. 高脂蛋白血症与高脂血症是同义词
   B. 高脂血症都有胆固醇或三酰甘油（甘油三酯）两者或两者之一升高
   C. Ⅱb 型高脂血症三酰甘油（甘油三酯）升高
   D. Ⅳ型高脂血症三酰甘油（甘油三酯）升高
   E. 以上都错
3. 哪种脂蛋白具有抗动脉粥样硬化作用？
   A. 载脂蛋白 B（Apo－B）
   B. 高密度脂蛋白（HDL）
   C. 极低密度脂蛋白（VLDL）
   D. 低密度脂蛋白（LDL）
   E. 脂蛋白（a）[Lp（a）]
4. 脂蛋白电泳分类和密度分类的相应关系哪点是错误的？
   A. 前 β 脂蛋白＝LDL
   B. β 脂蛋白＝LDL
   C. α 脂蛋白＝HDL
   D. 前 β 脂蛋白＝VLDL
   E. 宽 β 脂蛋白＝中密度脂蛋白（IDL）

参考答案

一、名词解释

1. 高密度脂蛋白胆固醇：是指在分离出高密度脂蛋白后，测定其中的胆固醇含量，可反映 HDL 的水平。

2. 低密度脂蛋白（LDL）：源于 VLDL，是转运胆固醇到各组织的载体，主要由 $apoB_{100}$ 和胆固醇组成。血清 LDL 水平与冠心病发病率呈正相关。可通过测定低密度脂蛋白胆固醇或 Apo－B 反映血内 LDL 水平。

3. 载脂蛋白：是脂蛋白的蛋白质部分。脂蛋白不同，其所含的载脂蛋白也不同，例如高密度脂蛋白主要含载脂蛋白（Apo）AⅠ，而低密度脂蛋白则主要是载脂蛋白 B－100，乳糜微粒主要是载脂蛋白 B－48。此外尚有 Apo－AⅡ、AⅣ以及 Apo－C 和 Apo－E 等。载脂蛋白不仅是脂类运输载体，有的还是脂蛋白受体的配体，或参与有关脂类代谢酶类的调控。

4. 高脂蛋白血症：分为Ⅰ～Ⅴ型，其中Ⅱ型又分为Ⅱa和Ⅱb两型。

二、选择题

A型题

1. D　　2. E　　3. B　　4. A

（郭连兴）

第十一章　内分泌检查

一、名词解释

1. 促肾上腺皮质激素（ACTH）　2. T_3、T_4　3. 促甲状腺素（TSH）
4. 儿茶酚胺　5. 肾上腺皮质激素　6. 胰岛素

二、选择题

A 型题

1. 儿茶酚胺测定值明显增高见于
   A. 嗜碱细胞白血病
   B. 嗜酸细胞瘤
   C. 嗜铬细胞瘤
   D. 绿色素瘤
   E. 淋巴肉瘤
2. 17-酮类固醇增高可见
   A. 腺垂体功能亢进
   B. 腺垂体功能减退
   C. 肾上腺皮质功能减退
   D. 男性功能减退
   E. 以上都不是
3. 哪些是肾上腺素的代谢物?
   A. 17-羟类固醇
   B. 香草扁桃酸（VMA）
   C. 雌二醇
   D. 雌三醇
   E. 多巴
4. 患哪种疾病时尿内 17-酮类固醇不升高?
   A. 肾上腺皮质功能亢进
   B. 睾丸间质细胞瘤
   C. 腺垂体功能亢进
   D. 艾迪生病
   E. 应用 ACTH 后

B 型题

A. 葡萄糖耐量试验
B. 血浆皮质醇
C. 血清 T_3、T_4
D. 尿 VMA 测定
E. 抗利尿激素减少

1. 诊断隐性糖尿病的试验
2. 诊断甲状腺功能亢进的试验
3. 诊断嗜铬细胞瘤的试验
4. 诊断库欣（Cushing）综合征的试验
5. 尿崩症

A. 昼夜节律
B. 孕酮水平升高
C. 雌二醇水平降低
D. 黄体生成素升高
E. 泌乳素升高

6. 肾上腺皮质激素
7. ACTH
8. 腺垂体功能减退
9. 多囊卵巢综合征
10. 葡萄胎

三、问答题

1. 糖化血红蛋白测定的意义是什么?
2. 促甲状腺素测定的意义是什么?
3. 醛固酮增高见于何种疾病?

4. 24h 尿游离皮质醇降低见于什么疾病?

参考答案

一、名词解释

1. 促肾上腺皮质激素（ACTH）：为腺垂体分泌的多肽激素，其功能是促使肾上腺皮质分泌各种皮质激素，主要是糖皮质激素。ACTH 分泌受下丘脑分泌的促肾上腺皮质素释放素的控制，血浆糖皮质激素亦对其有负反馈作用。

2. T_3、T_4：为甲状腺滤泡上皮分泌的甲状腺激素。血液循环中 T_4浓度显著高于 T_3，而 T_3的生物活性为 T_4的 5～10 倍。T_3、T_4 在血中主要以与甲状腺素结合球蛋白结合的形式存在，游离 T_3 为总 T_3 的 0.1%～0.3%，而游离 T_4 仅为 T_4 总量的 0.02%～0.05%。游离 T_3、T_4 是甲状腺素的活性形式。

3. 促甲状腺素（TSH）：是糖蛋白激素，由 α 及 β 两个亚单位组成，是下丘脑-腺垂体-甲状腺轴的中间环节，在调节甲状腺功能上有重要作用，为诊断甲状腺病的重要指标。

4. 儿茶酚胺：是肾上腺素、去甲肾上腺素和多巴胺三者的总称。前两者的代谢产物主要是 3-甲氧肾上腺素和 VMA，后者的代谢物为高香草酸，均经肾随尿排出。

5. 肾上腺皮质激素：包括肾上腺皮质球状带分泌的以醛固酮为主的盐皮质激素、束状带分泌的以皮质醇为主的糖皮质激素和网状带分泌的性激素。

6. 胰岛素：是由胰岛 β 细胞合成的，初合成的胰岛素以几乎无活性的胰岛素原的形式储存于细胞内。在分泌前胰岛素原被水解为等量的胰岛素和无活性的 C 肽。C 肽具有免疫原性，可用免疫学法测定其含量，可反映机体合成与分泌胰岛素的能力。

二、选择题

A 型题

1. C　　2. A　　3. B　　4. D

B 型题

1. A　　2. C　　3. D　　4. B　　5. E　　6. A　　7. A　　8. C　　9. D
10. B

三、问答题

1. 糖化血红蛋白是在血红蛋白合成后，其 β 链末端氨基酸的氨基与葡萄糖非酶促形成的血红蛋白酮胺化合物，即 $HbA1_C$。它可反映采血前 1～2 个月的血糖平均水平。

2. 血清促甲状腺素（TSH）升高见于原发性甲状腺功能减退患者，降低见于甲状腺功能亢进患者。测定 TSH 可作为甲状腺功能的初筛试验。TSH 分泌有昼夜节律，采取血液标本以清晨为宜。

3. 醛固酮增高见于原发性醛固酮增多症和继发性醛固酮增多症。

4. 24h 尿游离皮质醇排出量可反映全天血清游离皮质醇的平均水平，其排出量降低可见于艾迪生（Addison）病、希恩综合征或应用皮质类固醇药物。

（郭连兴）

第十二章　其他常用生化检验

一、名词解释

1. pH 值　2. PaO_2　3. $PaCO_2$　4. SaO_2　5. 碱剩余　6. 阴离子间隙
7. 铁蛋白　8. 总铁结合力

二、选择题

A 型题

1. 血清钾参考值为
   A. 1.5～4.6mmol/L
   B. 3.5～5.5mmol/L
   C. 135～145mmol/L
   D. 6.7～13.5mmol/L
   E. 98～106mmol/L
2. 血清钠参考值为
   A. 115～125mmol/L
   B. 125～135mmol/L
   C. 135～145mmol/L
   D. 145～155mmol/L
   E. 155～165mmol/L
3. 血清镁增高可见于
   A. 肾病综合征
   B. 甲状腺功能亢进
   C. 甲状旁腺功能亢进
   D. 大量应用维生素 D
   E. 腹泻
4. 正常人血液 pH 值为
   A. 7.05～7.15
   B. 7.15～7.25
   C. 7.25～7.35
   D. 7.35～7.40
   E. 7.35～7.45
5. 单纯代谢性碱中毒的描述哪项是错误的
   A. $PaCO_2$ 升高
   B. pH 值升高
   C. HCO_3^- 升高
   D. BE 负值增大
   E. BE>+3
6. 单纯呼吸性酸中毒的描述哪项是正确的
   A. $PaCO_2$ 降低
   B. 血清氯升高
   C. $PaCO_2$ 升高
   D. BE 正值增大
   E. pH 值升高
7. 单纯代谢性酸中毒的描述哪项是正确的
   A. HCO_3^- 正常
   B. $PaCO_2$ 升高
   C. $PaCO_2$ 降低
   D. PaO_2 升高
   E. BE 正常
8. 单纯呼吸性碱中毒的描述哪项是错误的
   A. HCO_3^- 降低
   B. $PaCO_2$ 降低
   C. $PaCO_2$ 升高
   D. BE 正常
   E. pH 值升高

B 型题

   A. 血清钾升高
   B. 血清钾降低
   C. 血清钠升高
   D. 血清钠降低

E. 血清钙降低
1. 严重呕吐
2. 腹泻
3. 尿毒症
4. 大量放腹水
5. 排钾利尿药
6. 溶血
7. 应用葡萄糖加胰岛素
8. 原发性醛固酮增多症
9. 甲状旁腺功能减退

三、问答题

1. 血清钾降低见于哪几种情况？
2. 血清钙降低见于哪几种情况？
3. 血清镁增高见于哪几种情况？
4. 呼吸性酸中毒常见的病因是什么？
5. 代谢性酸中毒常见的病因是什么？
6. 血、尿淀粉酶升高见于哪几种情况？

参考答案

一、名词解释

1. pH 值：是指血液中氢离子浓度的负对数值。
2. PaO_2：是指血液中的物理溶解氧分子所产生的压力。
3. $PaCO_2$：是指血液中物理溶解的二氧化碳所产生的压力。
4. SaO_2：是指单位血红蛋白含氧量占氧容量的百分数。
5. 碱剩余：是指在 37℃、二氧化碳分压 5.3kPa、血氧饱和度 100%条件下，血液滴定至 pH 值 7.4 所需的酸或碱的量。
6. 阴离子间隙（AG）：是指血清中可测阳离子（K^+ 和 Na^+）与未测阳离子（Ca^{2+} 和 Mg^{2+}）总和与可测阴离子（Cl^-、HCO_3^-）和未测阴离子（SO_4^{2-} 和 HPO_4^{2-}）总和之差。现多以简化公式：$AG = Na^+ - (Cl^- + HCO_3^-)$ 计算。
7. 铁蛋白：在肝合成，是体内铁贮存的主要形式。铁蛋白由脱铁铁蛋白与高铁离子结合而成。每一个铁蛋白的核心可结合 4500 个铁原子，具有强大的铁结合和贮备能力，以维持体内铁的供应及血红蛋白合成的相对稳定。
8. 总铁结合力：是指每升血清中转铁蛋白结合铁的最大量，以 μmol/L 表示。

二、选择题

A 型题

1. B　2. C　3. A　4. E　5. D　6. C　7. C　8. C

B 型题

1. B　2. B　3. A　4. D　5. B　6. A　7. B　8. C　9. E

三、问答题

1. 血清钾降低见于钾的摄入不足、钾丢失过多、钾在体内分布异常、周期性瘫痪。

2. 血清钙降低见于甲状旁腺功能减退、维生素 D 缺乏、儿童骨质软化症、钙摄入量不足、尿毒症、镁治疗过量。

3. 血清镁增高见于肾炎、肾功能不全，甲状腺、甲状旁腺、肾上腺皮质功能减退，多发性骨髓瘤，糖尿病酮症酸中毒，镁治疗过量。

4. 呼吸性酸中毒主要因肺排出二氧化碳功能障碍，如呼吸肌麻痹、肺部疾病、心力衰竭。

5. 代谢性酸中毒的主要原因：① 体内产酸过多，如糖尿病酮症酸中毒、乳酸酸中毒；② 肾排泄障碍，如肾炎、尿毒症；③ 丢碱过多，如腹泻；④ 酸性药物服用过量。

6. 血、尿淀粉酶升高主要见于胰腺癌、腮腺炎，也可见于急腹症等。

（郭连兴）

第十三章　肿瘤标志物

一、名词解释

肿瘤标志物

二、选择题

A 型题

1. 关于 AFP 的叙述哪项是错误的?
   A. 原发性肝癌明显升高
   B. 肝硬化活动期可升高
   C. AFP 正常可排除肝癌
   D. 急性肝炎可升高
   E. 妊娠妇女的 AFP 可有不同程度升高
2. 关于 hCG 哪项是错误的
   A. 妊娠 1 周后迅速上升
   B. 葡萄胎明显上升
   C. β - hCG 与促黄体素有交叉反应
   D. 连续观察可评估绒毛膜癌的疗效
   E. 妊娠 8～10 周血清浓度达高峰

B 型题

A. 神经元特异性烯醇化酶升高
B. 糖链抗原（CA）19 - 9 升高
C. α - L -岩藻糖苷酶升高
D. CA15 - 3 升高
E. 前列腺特异抗原（PSA）升高

1. 神经母细胞瘤
2. 小细胞肺癌
3. 乳腺癌
4. 胰腺癌
5. 肝癌

A. 鳞状上皮细胞癌抗原（SCCA）升高
B. 胎盘碱性磷酸酶（PALP）升高
C. 降钙素升高
D. 前列腺酸性磷酸酶升高
E. AFP 升高

6. 甲状腺髓样癌
7. 子宫颈癌
8. 精原细胞癌
9. 卵黄囊肿瘤
10. 非小细胞肺癌

参考答案

一、名词解释

肿瘤标志物是指在肿瘤发生和增殖过程中，由肿瘤细胞合成、释放或者由机体对肿瘤反应而产生的一类物质。肿瘤标志物可分为特异性肿瘤标志物和肿瘤辅助标志物两大类。

二、选择题

A 型题

1. C　　2. C

B 型题

1. A　　2. A　　3. D　　4. B　　5. C　　6. C　　7. A　　8. B　　9. E
10. A

（郭连兴）

第五篇　X 线诊断

分篇主　编　佟玉荣（首都医科大学）
分篇副主编　洪　楠（北京大学医学部）
分篇编　委　陈　雷（北京大学医学部）
李汉茹（承德医学院）

第五篇　X线诊断

第一章　总　论

一、名词解释

人工对比

二、选择题

A 型题

1. 德国物理学家伦琴发现 X 线的时间是
   A. 1958 年
   B. 1589 年
   C. 1895 年
   D. 1859 年
   E. 1598 年
2. 胸部 X 线透视检查主要应用 X 线的特性是
   A. 摄影效应
   B. 荧光效应
   C. 生物效应
   D. 电离效应
   E. 穿透性
3. 人体密度最高的组织是
   A. 皮肤
   B. 脂肪
   C. 肌肉
   D. 结缔组织
   E. 骨骼
4. 人体内密度最低的组织是
   A. 骨骼
   B. 脂肪
   C. 血液
   D. 肌肉
   E. 气体
5. 人体内产生自然对比最明显的部位是
   A. 胸部
   B. 腹部
   C. 躯干
   D. 四肢
   E. 头部
6. 消化道造影检查常用的造影剂是
   A. 碘化油
   B. 硫酸钡
   C. 胃影葡胺
   D. 泛影葡胺
   E. 气体

B 型题

A. 骨骼
B. 软组织与液体
C. 脂肪
D. 气体
E. 胸膜

1. 密度最低，X 线片上呈黑色的是
2. 密度最高，X 线片上呈白色的是

A. 上消化道钡餐造影
B. 小肠导管造影
C. 钡剂灌肠

D. 腹部透视
E. 断层摄影

3. 胃肠道穿孔应做
4. 小肠梗阻应做

三、问答题

X 线诊断的原则是什么？

参考答案

一、名词解释

人工对比：对于人体内缺乏自然对比的组织或器官，可以用人为的方法引入一定量的、在密度上高于或低于这一组织的物质，使之形成鲜明对比，称为人工对比。

二、选择题

A 型题

1. C　2. B　3. E　4. E　5. A　6. B

B 型题

1. D　2. A　3. D　4. D

三、问答题

X 线诊断应遵循以客观存在的 X 线影像为基础，研究其解剖形态和生理状态，区分正常或异常。对异常的影像进行全面分析，推测它的性质，结合临床资料做出正确的 X 线诊断。

（李汉茹　洪　楠）

第二章　呼吸系统

一、名词解释

支气管气像

二、选择题

A 型题

1. 胸部软组织阴影最容易引起误诊的是
   A. 肋软骨
   B. 胸锁乳突肌
   C. 锁骨上皮肤皱褶
   D. 胸大肌
   E. 女性乳房及乳头
2. 肺纹理主要成分是
   A. 肺动脉分支影
   B. 肺静脉分支影
   C. 支气管分支影
   D. 淋巴管影
   E. 纤维组织影
3. X 线胸片显示两侧肺野透亮度增高，肺纹理纤细，心影狭长，膈肌位置下降，肋间隙增宽是
   A. 局限性肺气肿
   B. 弥漫性肺气肿
   C. 气胸
   D. 液气胸
   E. 肺源性心脏病（肺心病）
4. 胸片后前位见右肺上野有云絮状阴影，密度较均匀，边缘模糊不清，与正常肺组织无清楚分界，是
   A. 增殖性病变
   B. 渗出性病变
   C. 纤维性病变
   D. 肺实变
   E. 钙化灶
5. 胸片后前位右肺中野见一椭圆形团块阴影，密度较高，边缘不规则，呈分叶状，是
   A. 结核球
   B. 肺结核
   C. 纤维性病变
   D. 肿块
   E. 肺实变
6. 胸片后前位左肺中下野密度均匀增高，心左缘下段及左膈消失，上缘呈外高内低的弧形影，是
   A. 左下叶肺炎
   B. 左下肺不张
   C. 叶间积液
   D. 胸膜炎
   E. 胸腔积液
7. 胸片后前位右侧肺野中外带呈一透亮区，无肺纹理，肺门区可见被压缩的肺组织影，是
   A. 肺气肿
   B. 气胸
   C. 液气胸
   D. 肺大疱
   E. 肺脓肿
8. 胸片后前位后肺上野呈大片状密度增高阴影，下缘整齐，以水平裂为界。上缘模糊不清。在实变的阴影中见到支气管气像，是
   A. 大叶性肺炎
   B. 支气管肺炎
   C. 右上叶肺不张

D. 肺结核
E. 中心型肺癌

9. 胸片后前位两肺下野内、中带见小片状阴影，沿肺纹理走行分布，密度较高，边缘模糊不清，是
A. 大叶性肺炎
B. 支气管肺炎
C. 间质性肺炎
D. 肺淤血
E. 肺水肿

10. 胸片后前位两侧肺门阴影模糊，肺纹理增粗、紊乱，交织成网状。网状阴影间可见弥漫性小点状阴影，是
A. 支气管肺炎
B. 肺淤血
C. 间质性肺炎
D. 粟粒性肺结核
E. 过敏性肺炎

11. 胸片后前位右肺上野外带见淡片状致密阴影、边缘模糊不清。右侧肺门阴影增大，与片状阴影之间有条索状阴影相连，是
A. 肺癌
B. 浸润型肺结核
C. 纤维空洞型肺结核
D. 胸膜肥厚粘连
E. 原发型肺结核

12. 胸片后前位右侧肺门阴影增大，右上肺野密度增高，下缘清楚，呈倒S形，是
A. 大叶性肺炎
B. 右肺上叶肺不张
C. 中心型肺癌
D. 肺结核
E. 纵隔肿瘤

B 型题

A. 右肺上叶肺不张
B. 右肺中叶肺不张
C. 左肺上叶肺不张
D. 一侧性肺不张
E. 右肺下叶肺不张

1. 正位胸片显示右肺下野内侧呈尖端向上、基底向下的三角形致密阴影，肺门下移，是
2. 正位胸片显示左肺中、上野呈致密阴影，上部密度高，下部密度低，边界不清，是
3. 正位胸片显示右肺横裂以上呈扇形致密阴影，横裂上移，下缘呈凹面向上的弧形，是
4. 正位胸片显示右肺门以下和右心缘外致密阴影，上缘清楚，横裂下移，呈浅弧形，下缘模糊，是

A. X线表现为结节状致密阴影，边缘清楚
B. X线表现为条索状阴影，粗细不均，边缘锐利
C. X线表现为云絮状阴影，边缘模糊不清
D. X线表现为高密度块状或斑点状阴影，边缘锐利
E. X线表现为圆形或椭圆形致密阴影，边缘不规则伴有毛刺

5. 渗出性病变
6. 增殖性病变
7. 纤维性病变
8. 肿块

A. 胸腔少量积液
B. 胸腔中等量积液
C. 胸腔大量积液
D. 叶间积液
E. 包裹性积液

9. X线正位片显示圆形片状阴影，中心密度高，边缘逐渐淡薄。切线位呈凸入肺野的半弧形阴影，基底贴于胸壁，见于
10. X线正位片肺下野及膈面被遮盖，呈大片状阴影，密度均匀一致，上

缘呈外高内低弧形阴影，见于

11. X线正位片一侧胸腔呈大片均匀致密影，仅在肺尖部显示透亮肺组织影，纵隔向对侧移位，见于
12. X线正位片呈大片状边缘模糊致密阴影。侧位片呈边缘清晰的梭形阴影，其长轴与叶间裂方向一致，见于

A. 右侧肺门增大，有一条索状阴影与右肺野云絮状阴影相连，形成双极现象
B. 两侧肺野遍布密度均匀的粟粒样结节影，分布均匀，大小一致，边缘清楚
C. 两侧肺上叶萎缩，病变区密度不均，其中见圆形或不规则透光区，两侧肺门上提，纹理呈垂柳状
D. 左肺上野见一球形致密阴影，约2cm大小，周围有卫星病灶
E. 右肺上野锁骨上、下区见云絮状、结节状及条索状阴影，密度不等，其中可见薄壁空洞

13. 浸润型肺结核
14. 血行播散型肺结核
15. 原发型肺结核
16. 慢性纤维空洞型肺结核

三、问答题

何谓肺野？肺野应如何划分？

参考答案

一、名词解释

肺内急性炎症发展到一定阶段，渗出占据整个肺叶形成的大片状密度均匀的实变阴影中，能见到充气透亮的支气管影，称为支气管气像。

二、选择题

A型题

1. E　2. A　3. B　4. B　5. D　6. E　7. B　8. A　9. B
10. C　11. E　12. C

B型题

1. E　2. C　3. A　4. B　5. C　6. A　7. B　8. E　9. E
10. B　11. C　12. D　13. E　14. B　15. A　16. C

三、问答题

肺野是指含气的肺组织所形成的透亮区域。为了便于说明病变的位置，把一侧肺野分成九个区域：纵向分为三等分，分别称为内、中、外带；横向以第2、4肋骨前端下缘画一水平线，分别称为上、中、下肺野。

（李汉茹）

第三章　循环系统

一、名词解释

Kerley B线

二、选择题

A 型题

1. 心脏后前位 X 线片上心脏向两侧增大，心脏横径增宽。左侧位片心前、心后间隙均消失，是
   A. 左心房增大
   B. 左心室增大
   C. 右心室增大
   D. 全心增大
   E. 以上全不是
2. 高血压性心脏病的主要 X 线表现是
   A. 左心房增大，肺淤血
   B. 右心室增大，肺动脉段凸出，肺充血
   C. 左心室增大，心尖部圆隆，主动脉结突出
   D. 左心室增大，右心室亦增大
   E. 左心房、左心室均增大
3. 肺源性心脏病的主要 X 线表现是
   A. 右心房增大，上腔静脉影增宽
   B. 左心房增大，右心室增大，肺淤血
   C. 右心室增大，心腰部凹陷，肺充血
   D. 右心室增大，肺动脉段凸出，肺充血
   E. 全心增大，肺水肿
4. 心脏后前位 X 线片心脏阴影向两侧增大，心缘弧度消失，呈烧瓶状，是
   A. 二尖瓣狭窄
   B. 心包积液
   C. 心肌病
   D. 高血压性心脏病
   E. 肺源性心脏病

B 型题

A. 两侧肺门阴影缩小，肺动脉变细，肺纹理稀疏，肺透光度增强
B. 两侧肺门阴影增宽，右肺下动脉干增粗，肺纹理增强，间隙清楚
C. 两侧肺门阴影增大且模糊，肺纹理增强，边缘模糊不清，肺野透光度减低
D. 两侧肺门阴影增大，两肺中、内带出现淡片状模糊阴影，呈蝶翼状
E. 两侧肺门阴影不大，右肺下野近膈面处出现一三角形致密阴影，尖端指向肺门

1. 肺淤血是
2. 肺充血是
3. 肺缺血是
4. 肺水肿是

三、问答题

心包积液有哪些 X 线表现?

参考答案

一、名词解释

Kerley B线：严重肺淤血时可引起小叶间隔水肿。X线表现为两肺下野近肋膈角区出现横行线条状致密阴影，长约2～3cm，宽0.5～1.0mm，称为Kerley B线。

二、选择题

A型题

1. D　2. C　3. D　4. B

B型题

1. C　2. B　3. A　4. D

三、问答题

心包积液的主要X线表现为积液量少于300ml时心脏大小和形状可无明显改变。当积液量达到500ml时心脏向两侧普遍增大，心缘各弓弧度消失，心影呈烧瓶状。若积液缓慢增多，心影可呈球形。上腔静脉阴影增宽，主动脉结缩小，两侧肺纹理稀少，肺野清晰。透视观察心脏搏动减弱或消失，主动脉搏动正常。

（李汉茹）

第四章　消化系统

一、名词解释

双重对比法

二、选择题

A 型题

1. 胃肠道疾病首选的检查方法为
   A. X 线钡剂造影
   B. X 线平片检查
   C. 内镜逆行胰胆管造影（ERCP）检查
   D. CT 检查
   E. 胆道造影检查
2. 急性胃穿孔 X 线检查首选方法是
   A. 上消化道造影
   B. 钡剂灌肠
   C. 摄腹部卧位片
   D. 全消化道造影
   E. 腹部透视
3. 肠套叠 X 线检查首选方法是
   A. 腹部透视
   B. 摄腹部平片
   C. 钡剂灌肠
   D. 小肠造影
   E. 全消化道造影
4. 结肠 X 线表现的主要特征是
   A. 结肠较宽大
   B. 对称性凸出的结肠袋
   C. 结肠位于小肠周围
   D. 结肠黏膜粗乱
   E. 结肠边缘光滑
5. 龛影的主要 X 线表现是
   A. 圆形钡斑
   B. 钡斑周围环绕透明带
   C. 胃黏膜溃烂
   D. 向腔外突出的钡斑阴影
   E. 胃壁僵直
6. 充盈缺损的主要 X 线表现是
   A. 向腔内凸出的轮廓缺损
   B. 黏膜消失
   C. 向腔外凸出的乳头状影
   D. 蠕动减弱
   E. 管腔狭窄
7. 食管中下段局限性狭窄，管壁僵硬，边缘光整，钡剂通过受阻，是
   A. 食管静脉曲张
   B. 食管炎
   C. 食管贲门失弛缓症
   D. 食管憩室
   E. 食管癌
8. 胃溃疡的主要 X 线表现是
   A. 黏膜破坏
   B. 黏膜中断
   C. 龛影
   D. 充盈缺损
   E. 痉挛性切迹
9. 溃疡型胃癌的主要 X 线表现是
   A. 龛影
   B. 龛影呈乳头状
   C. 龛影向腔外凸出，伴有项圈征
   D. 充盈缺损
   E. 龛影呈扁平形，位于胃轮廓之内，可见半月综合征
10. 为显示胃小区，提高早期胃癌诊断率宜选用

A. 黏膜法
B. 充盈法
C. 加压法
D. 气钡双重对比造影
E. 低张气钡双重对比造影

11. 下列哪种 X 线征象可作为食管静脉曲张与食管癌的鉴别要点
A. 串珠状充盈缺损
B. 纵行黏膜皱襞消失
C. 管腔边缘凹凸不平
D. 管腔存在扩张及具有收缩性
E. 蠕动减弱，钡剂通过缓慢

12. 胃溃疡多发的部位是
A. 幽门前区
B. 小弯角切迹附近
C. 胃大弯
D. 幽门管
E. 胃底部

13. 十二指肠球部溃疡的直接 X 线征象是
A. 黏膜紊乱
B. 球部变形
C. 龛影
D. 球部局限性压迹
E. 球部激惹征

14. X 线钡餐透视可见钡影“跳跃征”的疾病是
A. 溃疡型肠结核
B. 肠套叠
C. 溃疡性结肠炎
D. 溃疡型结肠癌
E. 慢性阑尾炎

15. 肠结核最适宜的 X 线检查方法为
A. 腹部 X 线平片
B. 钡餐检查为主，必要时钡剂灌肠（钡灌肠）检查补充
C. 常规腹部平片后再做钡餐检查
D. 先做钡灌肠再做钡餐检查
E. 钡灌肠检查

16. 下列哪项 X 线影像特征提示胃溃疡为恶性
A. 龛影位于腔外
B. 月晕征
C. 狭颈征
D. 局部胃壁僵硬
E. 黏膜纠集

17. “早期胃癌”具有下列哪项特征
A. 肿瘤范围小于 0.5cm
B. 无远处淋巴结转移
C. 肿瘤表面光整
D. 肿瘤发生于胃窦部
E. 肿瘤局限于黏膜和黏膜下层

18. 下列较具贲门失弛缓症特征的 X 线表现是
A. 食管下端狭窄，边缘光整，黏膜正常
B. 食管下端边缘呈锯齿状
C. 食管下端狭窄，局部僵硬，不能扩张
D. 食管下端不规则充盈缺损
E. 食管下端狭窄，黏膜中断

B 型题

A. 食管下段黏膜呈波浪状，黏膜皱襞向膈裂孔处聚拢
B. 食管下段黏膜增粗、迂曲，呈蚯蚓状充盈缺损
C. 食管下端呈鸟嘴状狭窄，边缘光滑对称，食管扩张，可有滞留物
D. 食管中段前壁见一向腔外突出的囊袋状影，边缘光滑
E. 食管中段局限性环形狭窄，管壁僵硬，黏膜消失，其上段食管明显扩张

1. 食管癌
2. 食管憩室
3. 贲门失弛缓症
4. 食管静脉曲张

A. 胃小弯角切迹处见一乳头状龛影，伴有狭颈征

B. 胃小弯角切迹处见扁平形龛影，有环堤围绕，周围黏膜中断，局部胃壁僵硬
C. 胃后壁见一浅表龛影，周围黏膜呈辐射状纠集
D. 十二指肠球部变形，伴有激惹征
E. 十二指肠球部呈锥形，黏膜向顶部集中

5. 十二指肠球部溃疡
6. 良性胃溃疡
7. 恶性胃溃疡

A. 胃小弯
B. 胃窦部
C. 胃底部
D. 十二指肠球部
E. 十二指肠降部

8. “良性胃溃疡”最好发于
9. “十二指肠溃疡”最好发于

三、问答题

简述胃良恶性溃疡的 X 线鉴别要点。

参考答案

一、名词解释

双重对比法：将硫酸钡及气体或水先后引入同一器官使之产生鲜明对比，以显示胃肠道微细结构及早期病变的方法。

二、选择题

A 型题

1. A　2. E　3. C　4. B　5. D　6. A　7. E　8. C　9. E
10. E　11. D　12. B　13. C　14. A　15. B　16. D　17. E　18. A

B 型题

1. E　2. D　3. C　4. B　5. D　6. A　7. B　8. A　9. D

三、问答题

胃良性溃疡与恶性溃疡的 X 线鉴别要点

	良性溃疡	恶性溃疡
龛影形状	圆形或椭圆形，边缘光滑整齐	不规则、扁平形，有多个尖角
龛影位置	位于胃轮廓之外	位于胃轮廓之内
龛影口部及黏膜	口部黏膜水肿，有黏膜线、项圈征、狭颈征等，黏膜皱襞向龛影集中，直达龛影口部	有不规则环堤、指压痕样充盈缺损、尖角征等，黏膜皱襞中断破坏
龛影附近胃壁改变	柔软，有蠕动波	僵硬、峭直，蠕动消失

（佟玉荣）

第五章 骨、关节系统

一、名词解释

骨膜增生

二、选择题

A 型题

1. 骨、关节病变X线检查的首选方法是
   A. 透视检查
   B. 摄影检查
   C. 放大摄影
   D. 体层摄影
   E. 关节造影
2. 骨密度减低，骨皮质变薄呈分层状，骨松质骨小梁变细、减少，间隙增宽，但骨结构清楚，是
   A. 骨质疏松
   B. 骨质软化
   C. 骨质破坏
   D. 骨质增生
   E. 骨质坏死
3. 骨质密度普遍减低，骨皮质变薄，骨松质骨小梁稀疏，间隙模糊不清。持重肢体弯曲，脊柱、骨盆变形，是
   A. 骨质疏松
   B. 骨质增生
   C. 骨质软化
   D. 骨质坏死
   E. 骨质破坏
4. 骨质局限性密度减低，骨小梁消失，骨质缺损，是
   A. 骨质坏死
   B. 骨质破坏
   C. 骨质软化
   D. 骨质增生
   E. 骨质疏松
5. 腰椎第2、3椎体边缘骨质破坏，椎间隙狭窄，脊柱后凸畸形，是
   A. 腰椎压缩性骨折
   B. 腰椎转移瘤
   C. 腰椎结核
   D. 腰椎关节病
   E. 以上全不是
6. 股骨下段局限性骨质破坏形成骨缺损，边缘模糊不清，可见Codman三角，是
   A. 骨软骨瘤
   B. 骨巨细胞瘤
   C. 溶骨型骨肉瘤
   D. 成骨型骨肉瘤
   E. 骨转移瘤
7. 下列哪项是良性骨肿瘤表现
   A. 生长迅速
   B. 骨膜反应
   C. 软组织肿块
   D. 膨胀性骨质破坏
   E. 骨膜三角
8. 下列哪项属于维生素D缺乏性佝偻病的X线表现
   A. 骨质疏松
   B. 骨质软化
   C. 骨质破坏
   D. 骨质坏死
   E. 骨质硬化
9. X线平片上，下列哪种病理改变可使“骨密度增高”

A. 骨质破坏
B. 骨质疏松
C. 骨质软化
D. 骨膜增生
E. 纤维性强直

10. X线平片只能识别下列哪种正常关节结构
A. 解剖关节间隙
B. 关节软骨
C. 关节囊
D. 滑膜
E. 骨性关节面

11. 急性化脓性骨髓炎发病2周内可见
A. 骨骼无明显改变
B. 骨膜增生
C. 出现死骨
D. 骨质破坏
E. 骨小梁模糊、消失

12. 椎体压缩性骨折X线片多见于
A. 单个椎体
B. 相邻两个椎体
C. 椎间隙破坏
D. 椎间隙增宽
E. 椎间隙变窄

13. 骨肉瘤最主要的X线征象是
A. 骨质破坏
B. 骨质坏死
C. 瘤骨形成
D. Codman三角
E. 软组织肿胀

14. 一定单位体积内骨量增多属于
A. 骨膜增生
B. 骨质增生硬化
C. 骨质坏死
D. 骨与软骨内钙化
E. 骨内矿物质沉积

15. 关节软骨及其下方的骨质被病理组织所侵犯，即为
A. 关节肿胀
B. 关节坏死
C. 关节强直
D. 关节破坏
E. 关节退行性变

16. "皂泡样影"属于下列哪种骨肿瘤X线表现
A. 骨巨细胞瘤
B. 骨软骨瘤
C. 骨瘤
D. 骨肉瘤
E. 软骨母细胞瘤

17. 儿童短骨结核特征性改变为
A. 骨质破坏
B. 骨质坏死及窦道形成
C. 骨质稀疏
D. 骨质增生硬化
E. 骨气鼓

18. 骨肉瘤最早发生转移的部位多为
A. 肺部
B. 骨或关节
C. 心包
D. 肝
E. 淋巴结

19. 骨折不愈合的X线征象是
A. 骨折线模糊
B. 骨痂形成少
C. 骨折断端光滑硬化，无骨痂形成
D. 骨膜反应
E. 软组织肿块影

20. 下列哪项**不支持**退行性骨关节病
A. 骨质增生
B. 骨性关节面破坏
C. 关节面硬化
D. 关节面下圆形低密度区
E. 关节间隙狭窄

B型题

A. 胫腓骨中段见横行透亮线状阴影
B. 股骨上段见一横行透亮线状阴影并有游离骨块
C. 儿童尺桡骨中段见骨皮质皱褶，伴有局限性凹陷

D. 桡骨远端 2～3cm 以内横行骨折，桡骨远端向背侧移位，伴有尺骨茎突骨折

E. 第 2 腰椎呈楔状变形，椎体中心密度增高，上下椎体间隙正常

1. 压缩性骨折是
2. 青枝骨折是
3. Colles 骨折是
4. 粉碎性骨折是

三、问答题

何谓骨折？常见的骨折类型有哪些？

参考答案

一、名词解释

骨膜增生：又称骨膜反应。是骨膜受到炎症、外伤、肿瘤等病变刺激后，使骨外膜下成骨细胞活动亢进形成骨膜新生骨所致。X 线表现为与骨皮质平行排列的线状致密影，早期与骨皮质之间有 1～2mm 宽的透亮间隙，继而骨膜新生骨逐渐增厚。

二、选择题

A 型题

1. B　2. A　3. C　4. B　5. C　6. C　7. D　8. B　9. D
10. E　11. A　12. A　13. C　14. B　15. D　16. A　17. E　18. A
19. C　20. B

B 型题

1. E　2. C　3. D　4. B

三、问答题

骨折为骨骼发生断裂，骨的连续性中断。骨折分类：依骨折程度分为完全性和不完全性骨折；依骨折线形状及走行分为横行、纵行、斜行、螺旋形、“T”形、“Y”形骨折；依骨折片分为撕脱性、嵌入性和粉碎性骨折。

（佟玉荣）

第六章　泌尿、生殖系统

一、名词解释

铸形结石

二、选择题

A 型题

1. 泌尿系统检查在临床上最常用的方法是哪种
   A. 静脉尿路造影
   B. 腹部平片
   C. 逆行肾盂造影
   D. 膀胱造影
   E. 肾动脉造影
2. 诊断肾结核的首选 X 线方法是
   A. 腹部透视
   B. 腹部平片
   C. 肾盂静脉造影
   D. 逆行肾盂造影
   E. 肾动脉造影
3. 泌尿道结石的首选 X 线检查方法是
   A. 膀胱造影
   B. 肾动脉造影
   C. 逆行肾盂造影
   D. 腹部平片
   E. 腹部透视
4. 静脉肾盂造影显示肾盂内可见充盈缺损，边缘不规则。肾盂、肾盏扩张，是
   A. 肾结核
   B. 肾盂肿瘤
   C. 肾实质肿瘤
   D. 肾结石
   E. 慢性肾盂肾炎
5. 逆行肾盂造影显示肾小盏杯口呈虫蚀状改变，杯口附近肾实质内有团块状造影剂与杯口相连，是
   A. 肾结石
   B. 肾实质肿瘤
   C. 肾盂肿瘤
   D. 肾脓肿
   E. 肾结核
6. “肾自截”常见于
   A. 慢性肾炎
   B. 慢性肾盂肾炎
   C. 肾结核
   D. 肾结石
   E. 肾癌
7. 子宫输卵管造影应在
   A. 月经干净后 5 天
   B. 月经干净后 10 天
   C. 经前 5 天
   D. 月经期
   E. 刮宫术后

B 型题

A. 腹部平片表现为肾区见椭圆形致密阴影，边缘清楚、光整锐利
B. 腹部平片在第 5 腰椎横突旁可见一梭形致密阴影，约 0.3cm × 0.6cm，边缘光滑
C. 腹部平片表现为耻骨联合上近中线处可见一圆形阴影，密度不均，呈分层状
D. 腹部平片表现为左肾区见不规则钙化斑，大小不等，肾轮廓增大
E. 腹部平片表现为右肾轮廓缩小、

位置下移

1. 肾结核
2. 肾结石
3. 膀胱结石
4. 输尿管结石

三、问答题

简述泌尿系统的X线检查方法及应用。

参考答案

一、名词解释

铸形结石：较大的肾结石可充满肾盂及肾盏，X线表现呈鹿角状或珊瑚状的密度增高阴影，称其为铸形结石。

二、选择题

A型题

1. A　2. C　3. D　4. B　5. E　6. C　7. A

B型题

1. D　2. A　3. C　4. B

三、问答题

泌尿系统与周围组织器官缺乏自然对比，X线检查多选用造影检查。腹部平片可观察肾的轮廓、大小和形状，有无阳性结石和钙化。静脉肾盂造影可以了解肾的分泌功能，肾盏、肾盂、输尿管和膀胱的形态。逆行肾盂造影用于静脉造影显示不清、不适于用静脉肾盂造影检查的患者。膀胱、尿道造影可以观察膀胱形状和大小、尿道有无狭窄等。选择性肾动脉造影用于观察肾血管性疾病、肾及肾上腺肿瘤等。

（佟玉荣）

第六篇　其他检查

分篇编委　陈方军（安庆医药高等专科学校）
孙冬梅（河北联合大学）
孙珠贤（承德医学院）
王　虹（承德医学院）
王鸿懿（北京大学医学部）
杨林瀛（承德医学院）
袁向珍（内蒙古医科大学）
谢　芳（河北联合大学）

第六篇　其他检查

第一章　心电图

一、名词解释

心脏传导阻滞

二、选择题

A 型题

1. 下列对于 P 波的描述错误的是
   A. P 波圆钝
   B. P 波方向在 Ⅰ、V_4～V_6、aVR 导联上均为直立向上
   C. 正常肢体导联 P 波电压＜0.25mV
   D. P 波时间＜0.11s
   E. P 波是心房除极波
2. PR 间期正常值正确的是
   A. PR 间期为 0.12～0.20s
   B. PR 间期正常值与年龄无关
   C. PR 间期＜0.10s 为缩短
   D. PR 间期＞0.12s 为延长
   E. PR 间期是 P 波起点至 QRS 波群终点的间期
3. 关于胸导联 QRS 波群下列错误的是
   A. 右胸导联 V_1、V_2 的 QRS 波群主波以向下为主
   B. 过渡区 V_3（或 V_4）导联 R 波、S 波振幅相等
   C. V_5～V_6 导联 QRS 波群主波向上
   D. 一般 QRS 波群由 V_1 至 V_6 导联 R 波逐渐变小，S 波逐渐变大
   E. 顺钟向转位时，V_1～V_4 或 V_5～V_6 导联 QRS 波群多呈 rS 型
4. QRS 波群电压的数值及临床意义错误的是
   A. 各肢体导联 QRS 波群的算术和＞0.5mV 为正常心电压
   B. 三个标准肢体导联 QRS 波群的算术和＞0.5mV 为正常心电压
   C. 各胸导联 QRS 波群的算术和＞1.0mV 为正常心电压
   D. QRS 波群低电压可见于心肌梗死
   E. QRS 波群低电压多见于高血压性心脏病
5. 关于心电图波形的含义，下列哪项是错误的
   A. P 波为心房除极波
   B. QRS 波群为心室除极波
   C. T 波为心室复极波
   D. PR 间期为心房除极终末至心室除极开始的时间
   E. QT 间期是房室除极加复极的总时间
6. 患者女，47 岁，自述心慌气短 1 周，进行心电图检查示 RR 间期为 0.4s，该患者的心率为
   A. 60 次/分

B. 75 次/分
C. 80 次/分
D. 100 次/分
E. 150 次/分

7. 左心室肥大的常见病因不包括
A. 高血压病
B. 肥厚型心肌病
C. 主动脉瓣狭窄
D. 主动脉瓣关闭不全
E. 肺动脉高压

8. 右心室肥大的常见病因不包括
A. 慢性肺源性心脏病
B. 风湿性心脏病二尖瓣狭窄
C. 肺动脉瓣狭窄
D. 高血压病
E. 室间隔缺损等

9. 心电图运动负荷试验的适应证不包括
A. 评估严重肺动脉高压患者的运动耐量
B. 对胸痛原因不明的患者进行冠心病的诊断和鉴别
C. 评估冠心病患者的运动耐量
D. 观测有无运动诱发的心律失常
E. 评价冠心病、高血压病、心律失常的药物或手术疗效

10. 以下疾病中不能引起 ST 段抬高的疾病为
A. 急性心肌梗死
B. 急性心包炎
C. 高钾血症
D. 左心室肥大
E. 变异型心绞痛

11. 关于二尖瓣型 P 波错误的是
A. P 波增宽>0.11s
B. P 波形态呈双峰型
C. 双峰型 P 波峰距>0.04s
D. 二尖瓣型 P 波常出现在 aVR 导联
E. 二尖瓣型 P 波常见二尖瓣狭窄引起的左心房肥大

12. 关于肺型 P 波正确的是
A. P 波呈圆凸型
B. P 波电压<0.25mV
C. P 波直立高尖
D. 肺型 P 波常见于 aVR 导联
E. 肺型 P 波常见于风湿性心脏病

13. 左心室肥大的心电图特点是
A. $R_{V_5}<2.5mV$
B. $R_{V_5}+S_{V_1}>3.5mV$（女）或 4.0mV（男）
C. $R_{I}<1.5mV$
D. $R_{aVL}<1.2mV$
E. $R_{I}+S_{III}<2.5mV$

14. 心电图诊断右心室肥大的条件是
A. $R_{V_1}+S_{V_5}>1.2mV$
B. $R_{V_1}<1mV$
C. aVR 导联 R/Q 或 R/S<1
D. $R_{aVL}<0.5mV$
E. 心电轴左偏

B 型题

A. <0.04s
B. <0.11s
C. <0.40s
D. 0.06～0.10s
E. 0.12～0.20s

1. 正常 P 波时间
2. 正常 QRS 波群时间
3. 正常 Q 波时间
4. 正常 PR 间期时间

A. +30°～+90°
B. −90°～+30°
C. +90°～+180°
D. −180°～−90°
E. +180°～+360°

5. 正常心电轴
6. 电轴左偏
7. 电轴右偏

左室心肌梗死常见的部位是

A. 前间壁
B. 前壁
C. 前侧壁
D. 高侧壁
E. 下壁

8. V_1、V_2或伴 V_3
9. V_1～V_4
10. V_4、V_5、V_6、Ⅰ、aVL
11. Ⅰ、aVL
12. Ⅱ、Ⅲ、aVF

三、问答题

简述心房颤动心电图的主要特点。

参考答案

一、名词解释

心脏传导阻滞：心脏任何部位（主要是传导系统）不应期延长或传导系统某部组织结构的断裂或先天性畸形，造成激动延缓或阻断，称为心脏传导阻滞。

二、选择题

A 型题

1.B　2.A　3.D　4.E　5.D　6.E　7.E　8.D　9.A
10.D　11.D　12.C　13.B　14.A

B 型题

1.B　2.D　3.A　4.E　5.A　6.B　7.C　8.A　9.B
10.C　11.D　12.E

三、问答题

（1）P 波消失，被房颤波（f 波）所代替，其大小、形态、间隔极其不同。
（2）心室律绝对不齐，RR 间期极度不整齐是房颤的重要特点。
（3）QRS 波群的形态多呈室上性，当房颤伴室内差异性传导、束支传导阻滞等时，QRS 波可宽大畸形。

（袁向珍　孙珠贤　陈方军　王鸿懿　王　虹）

第二章　肺功能检查

一、名词解释

肺活量

二、选择题

A 型题

1. 阻塞性通气功能障碍时下列哪项不正确
   A. 第一秒用力呼气量/用力肺活量（$FEV_{1.0}$/FVC）降低
   B. 最大通气量（MVV）降低
   C. 气速指数<1.0
   D. 残气量（RV）增加
   E. 肺总量（TLC）降低
2. 限制性通气功能障碍时下列哪项不正确
   A. $FEV_{1.0}$/FVC 降低
   B. MVV 降低或正常
   C. 气速指数>1.0
   D. RV 正常或降低
   E. TLC 降低
3. 下列哪种疾病引起阻塞性通气功能障碍
   A. 气胸
   B. 胸腔积液
   C. 肺间质纤维化
   D. 阻塞性肺气肿
   E. 肺不张
4. 影响弥散量的生理因素中下列哪项不正确
   A. 男性大于女性
   B. 老年人大于青年人
   C. 卧位大于坐位
   D. 坐位大于立位
   E. 运动大于静息
5. 最大通气量降低见于
   A. 阻塞性肺气肿
   B. 呼吸肌力降低
   C. 肺不张
   D. 弥漫性肺间质疾病
   E. 以上均对

B 型题

A. RV/TLC>40%
B. $FEV_{1.0}$/FVC<70%
C. TLC 实测值/预计值<80%

1. 阻塞性通气功能障碍时
2. 限制性通气功能障碍时
3. 肺气肿时

A. ≥20%
B. >15%
C. <86%
D. >95%

4. 支气管哮喘患者通气改善率为
5. 支气管哮喘患者最大呼气量日内变异率为

三、问答题

最大通气量降低的临床意义。

参考答案

一、名词解释

肺活量：是最大吸气后所能呼出的最大气量，由深吸气量及补呼气量组成。

二、选择题

A 型题

1. E　2. A　3. D　4. B　5. E

B 型题

1. B　2. C　3. A　4. B　5. A

三、问答题

MVV 降低见于：① 气道阻塞和肺组织弹性减退，如阻塞性肺气肿；② 呼吸肌力降低和功能不全；③ 胸廓、胸膜、弥漫性肺间质疾病与大面积肺实质疾病，如肺不张，限制肺的舒张与收缩。

（杨林瀛）

第三章　超声检查

一、名词解释

多普勒效应

二、选择题

A 型题

1. 正常室间隔与左室后壁的运动方向为
   A. 同向运动
   B. 逆向运动
   C. 平行运动
   D. 二者无关系
   E. 矛盾运动
2. 探查房间隔回声中断时，以下哪个切面最为确切
   A. 心尖四腔心切面
   B. 剑突下四腔心切面
   C. 胸骨旁四腔心切面
   D. 胸骨旁大动脉短轴切面
   E. 左心室长轴切面
3. 肝硬化时肝体积缩小，肝内回声
   A. 减低
   B. 出现无回声区
   C. 细小均匀
   D. 增强、均匀
   E. 增强、不均
4. 以下结构回声强度减弱的次序是
   A. 胰腺＞肾窦＞肾实质＞肝＞脾
   B. 肾窦＞肾实质＞胰腺＞肝＞脾
   C. 肝＞胰腺＞肾窦＞肾实质＞脾
   D. 肾窦＞胰腺＞肝＞脾＞肾实质
   E. 胰腺＞肝＞肾窦＞肾实质＞脾
5. 盆腔囊性肿物，超声显示脂液分层征见于哪种疾病
   A. 囊性畸胎瘤
   B. 黏液性囊腺瘤
   C. 黄体囊肿
   D. 巧克力囊肿
   E. 浆液性囊腺瘤

B 型题

A. 室间隔与左室后壁同向运动
B. 室间隔与左室后壁逆向运动
C. 室间隔与左室后壁运动幅度弥漫性减低
D. 室间隔与左室后壁运动幅度增强
E. 室壁矛盾运动

1. 正常心脏
2. 右心室容量负荷过重，如房间隔缺损等
3. 左心室容量负荷过重，如室间隔缺损等
4. 扩张型心肌病

三、问答题

简述风湿性心脏病二尖瓣狭窄的超声心动图表现如下。

参考答案

一、名词解释

多普勒效应：当声波与被探测物体之间有相对运动时，反射声波频率将会发生变化，这种现象称为多普勒效应。

二、选择题

A 型题

1. B 2. B 3. E 4. D 5. A

B 型题

1. B 2. A 3. D 4. C

三、问答题

风湿性心脏病（风心病）二尖瓣狭窄的超声心动图表现如下。

M 型超声心动图

(1) 二尖瓣叶曲线粗糙，回声增强。前叶 EF 斜率减低，典型者呈“城墙样”改变；舒张期后叶与前叶同向运动。

(2) 左心房、右心室增大。

二维超声心动图

(1) 左室长轴切面及四腔心切面：二尖瓣增厚，回声增强，瓣叶活动幅度减小。左心房增大，肺静脉增宽。有时可见左房腔内附壁血栓形成的中强回声团，不随心动周期活动。右心室可增大。

(2) 二尖瓣水平短轴切面：舒张期二尖瓣前后叶开放受限，瓣口边缘不整，呈不规则梅花样或鱼嘴样改变，开放面积减小。

多普勒超声心动图

(1) 脉冲多普勒：左房腔内血流速度减慢，二尖瓣口及其左室侧血流速度增快，峰速>1.5m/s，呈宽频带、充填型湍流频谱。

(2) 彩色多普勒血流显像：左房腔内显色暗淡，五彩镶嵌血流束自二尖瓣口射向左室，呈喷泉状，血流色泽鲜艳明亮。

（孙冬梅）

模拟试卷

第一套模拟试卷

考试时间：120 分钟　　卷面分数：100 分　　考试日期：　　年　月　日

一、选择题

A_1/A_2 型题

1. 发热最常见的原因是
   A. 颅脑损伤
   B. 变态反应
   C. 无菌性坏死物质的吸收
   D. 内分泌与代谢障碍
   E. 感染
2. 正常人一天中体温最高是
   A. 凌晨 2～6 点
   B. 下午 1～6 点
   C. 中午 12 点
   D. 晚 6～9 点
   E. 上午 10～12 点
3. 下列关于体温变化的叙述不正确的是
   A. 妇女月经期体温较高
   B. 青壮年体温较老年人高
   C. 剧烈运动体温可以升高
   D. 进餐后体温升高
   E. 孕妇体温较高
4. 下列不属于感染性发热的是
   A. 大叶性肺炎
   B. 肺脓肿
   C. 中暑
   D. 伤寒
   E. 流行性脑脊髓膜炎
5. 心电图的哪一部分代表心室的除极过程
   A. P 波
   B. QRS 波
   C. T 波
   D. ST 段
   E. U 波
6. 下列关于弛张热的叙述正确的是
   A. 体温升至 39～40℃，持续数天，降至正常
   B. 体温升至 39℃以上，持续数小时，降至正常，后又升至 39℃以上
   C. 体温常至 39℃以上，24 小时波动范围大于 2℃，但都在正常以上
   D. 体温常至 39℃以上，24 小时波动范围小于 2℃，均在正常以上
   E. 体温常至 39℃以上，24 小时波动范围小于 1℃
7. 下列发热性疾病中，不伴有单纯疱疹的是
   A. 大叶性肺炎
   B. 急性肾盂肾炎
   C. 间日疟
   D. 流行性感冒
   E. 流行性脑脊髓膜炎
8. 下列发热性疾病中，不伴有肝脾大的是
   A. 急性特发性血小板减少性紫癜（ITP）
   B. 传染性单核细胞增多症
   C. 病毒性肝炎

D. 淋巴瘤
E. 白血病

9. 内生性致热原不包括
A. 炎性渗出物
B. IL－1
C. TNF
D. IL－6
E. 干扰素

10. 关于霍纳（Horner）综合征，错误的描述是患侧
A. 上眼睑下垂
B. 眼裂变小
C. 眼球塌陷
D. 瞳孔放大
E. 颜面无汗

11. 了解下肢和足的血循环，最重要的检查是
A. 足趾能主动活动
B. 足是否肿胀或发凉
C. 足趾被动活动是否疼痛
D. 足背动脉触诊
E. 足的感觉是否正常

12. 对黏液性水肿昏迷的描述，下列哪项是错误的
A. 寒冷、感染、镇静剂、麻醉剂可诱发
B. 多见于老年人
C. 表现为躁动、高热
D. 表现为嗜睡、低体温
E. 严重时休克、呼吸衰竭、心肾功能不全

13. 匀称体型的正常人肝叩诊相对浊音界，哪项是错误的
A. 右锁骨中线第 5 肋间
B. 右锁骨中线上下径约为 9～11cm
C. 右腋中线第 10 肋间
D. 右肩胛线第 10 肋骨水平
E. 肝绝对浊音界比相对浊音界低 1～2肋间

14. 正常心脏的电活动起源于
A. 窦房结
B. 房室结
C. His 束
D. 左心房
E. 右心室

15. “浮髌试验”阳性见于膝关节
A. 少量积液
B. 中等量积液
C. 大量积液
D. 滑膜增生
E. 髌骨骨折

16. 肝颈静脉回流征阳性不正确的描述是
A. 压迫肝使颈静脉怒张更明显
B. 压迫肝使颈静脉怒张消失
C. 是右心衰竭的表现之一
D. 肝淤血肿大
E. 左心衰竭一般无此体征

17. 下列哪项不符合急性心包炎有心包积液的表现
A. 心音低沉
B. 心界普遍扩大
C. 肝大
D. 心尖搏动明显
E. 呼吸困难

18. 引起颈静脉怒张常见原因中不包括
A. 肺水肿
B. 右心衰竭
C. 缩窄性心包炎
D. 心包积液
E. 上腔静脉阻塞综合征

19. 向心性肥胖是由于下列哪一种激素分泌过多所致
A. 生长素
B. 胰岛素
C. 糖皮质激素
D. 盐皮质激素
E. 甲状腺激素

20. 发热伴出血疹可见于以下疾病，除了
A. 伤寒

B. 斑疹伤寒
C. 流行性脑脊髓膜炎
D. 麻疹
E. 败血症

21. 能直接作用于体温调节中枢的物质是
A. 白细胞致热原
B. 细菌毒素
C. 抗原抗体复合物
D. 坏死物质
E. 病毒

22. 体温在39℃以上，未用任何退热降温措施，24小时内体温波动达2℃以上，最低时体温仍高于正常。这种热型是
A. 稽留热
B. 波浪热
C. 间歇热
D. 回归热
E. 弛张热

23. 哪种物质直接作用于体温调节中枢引起发热
A. 病原体产生的外源性致热原
B. 病原体产生的内源性致热原
C. 血液中白细胞产生的外源性致热原
D. 血液中白细胞产生的内源性致热原
E. 血液中白细胞及病原体的代谢产物

24. 下列哪种疾病不是朊病毒感染
A. 克-雅病
B. 莱姆病
C. 库鲁病
D. 裘-斯综合征
E. 致命性家族失眠症

25. 中度发热的温度是
A. 37～37.2℃
B. 37.3～37.9℃
C. 38.1～39℃
D. 39.1～41℃
E. 41℃以上

26. 以肺组织含气量由多到少为序，叩诊音的排序是
A. 鼓音-过清音-清音-浊音-实音
B. 鼓音-清音-过清音-浊音-实音
C. 过清音-鼓音-清音-浊音-实音
D. 过清音-鼓音-清音-实音-浊音
E. 鼓音-过清音-清音-实音-浊音

27. 正常人平卧时，颈外静脉在锁骨上缘至下颌角间的充盈水平在
A. 不显露
B. 下2/3以内
C. 下1/2以内
D. 下1/3以内
E. 以上都不对

28. 正常人立位或坐位时，颈外静脉在锁骨上缘至下颌角间的充盈水平是
A. 常不显露
B. 下2/3以内
C. 下1/2以内
D. 下1/3以内
E. 下2/5以内

29. 哪种体位时颈外静脉充盈度超过正常水平，称为颈静脉怒张
A. 10°～25°的半卧位
B. 20°～25°的半卧位
C. 30°～45°的半卧位
D. 46°～55°的半卧位
E. 50°～65°的半卧位

30. 颈外静脉怒张伴收缩期搏动见于
A. 三尖瓣关闭不全
B. 三尖瓣狭窄
C. 二尖瓣狭窄
D. 二尖瓣关闭不全
E. 主动脉瓣关闭不全

31. 哪种情况可引起全身淋巴结肿大
A. 急性咽炎
B. 慢性鼻炎
C. 再生障碍性贫血
D. 系统性红斑狼疮

E. 足癣合并感染

32. 皮下出血面积的直径多大称为紫癜

A. <2mm

B. 2～3mm

C. 3～5mm

D. >5mm

E. 以上均可

33. 下列属于正常细胞性贫血的是

A. 急性失血性贫血

B. 骨髓增生异常综合征

C. 缺铁性贫血

D. 慢性失血性贫血

E. 铁粒幼细胞性贫血

34. 引起出血性疾病较常见的因素是

A. 血管外因素

B. 凝血因子缺乏

C. 肝素或香豆素类药物

D. 抗凝血物质活性增加

E. 血小板因素

35. 女，32 岁，高热伴尿路刺激症状，查体双肾区叩击痛。经治疗后体温下降，其下降方式常为

A. 数周内降至正常

B. 数天内降至正常

C. 24 小时内降至正常

D. 数小时内降至正常

E. 1 小时内降至正常

36. 男，38 岁，3 年前患结核性渗出性心包炎，近 1～2 个月来呼吸困难、腹胀、水肿。查体：颈静脉怒张。X 线示：左、右心缘变直及心包钙化。该患者颈静脉怒张是由于

A. 上腔静脉阻塞

B. 下腔静脉阻塞

C. 右心房压力增高

D. 右心房向右心室回流受阻

E. 静脉向右心房回流受阻

37. 一支气管肺癌患者，近来出现头面部、颈部和上肢水肿。查体可见颈静脉怒张，其发生是由于

A. 上腔静脉阻塞

B. 下腔静脉阻塞

C. 癌转移形成心包积液

D. 癌转移形成胸腔大量积液

E. 以上均有可能

38. 女，35 岁，患风湿性心脏病二尖瓣狭窄，1 周前感冒后出现呼吸困难、咳嗽、水肿。查体可见颈静脉怒张，其发生机制是

A. 上腔静脉阻塞

B. 下腔静脉阻塞

C. 右心房压力增高

D. 右心房向右心室回流受阻

E. 静脉向右心房回流受阻

39. “三凹征”是指吸气时

A. 胸骨上窝，锁骨下窝，肋间隙向内凹陷

B. 锁骨下窝，锁骨上窝，肋间隙向内凹陷

C. 胸骨上窝，锁骨下窝，肋间隙向外凹陷

D. 胸骨上窝，锁骨上窝，肋间隙向外凹陷

E. 胸骨上窝，锁骨上窝，肋间隙向内凹陷

40. 用来确定肺下界的垂直线常使用下列哪一项标志线？

A. 腋前线，腋中线，肩胛线

B. 锁骨中线，腋中线，肩胛线

C. 腋后线，后正中线，胸骨中线

D. 锁骨中线

E. 腋前、中、后线

41. 严重的酸中毒产生的深长呼吸称为

A. Cheyne-Stokes 呼吸

B. Biots 呼吸

C. 抑制性呼吸

D. Kussmaul 呼吸

E. 叹息样呼吸

42. 下列哪种情况下可以使左右两肺前界间浊音区缩小？

A. 扩张型心肌病
B. 心包积液
C. 主动脉瘤
D. 肺门淋巴结肿大
E. 肺气肿

43. 某老年男性，胸部体检示胸廓前后径明显增宽，肋间隙饱满，腹上角增大。此胸廓形态为
A. 漏斗胸
B. 扁平胸
C. 桶状胸
D. 鸡胸
E. 正常胸廓

44. 一小孩吃花生米，突然出现惊慌，气促，抱送急诊发现患儿吸气极度困难，出现“三凹征”。最可能诊断为
A. 小儿肺炎
B. 胸膜炎
C. 气管异物
D. 支气管哮喘发作
E. 受环境惊吓

45. 下述何种情况肺下界移动度存在?
A. 膈神经麻痹
B. 肺气肿
C. 血气胸
D. 胸腔大量积液
E. 广泛胸膜肥厚粘连

46. 潮式呼吸周期可长达 30 秒至 2 分钟，暂停期可持续多长时间?
A. 2～5 秒
B. 1～2 秒
C. 10 秒以内
D. 5 秒以内
E. 5～30 秒

47. Kussmaul 呼吸是指
A. 剧烈运动，呼吸深快
B. 酮症酸中毒深长呼吸
C. 呼吸衰竭潮式呼吸
D. 巴比妥中毒间停呼吸
E. 忧郁叹息样呼吸

48. 正常人胸部检查触诊语音震颤，下列哪一部位最强?
A. 肺底
B. 肩胛下区
C. 乳房下部
D. 右胸下部
E. 左胸上部

49. 胸部触诊时语音震颤增强常见于
A. 大叶性肺炎
B. 胸壁皮下气肿
C. 上腔静脉阻塞综合征
D. 支气管肺炎
E. 慢性支气管炎

50. 正常肺野叩诊音为
A. 鼓音
B. 过清音
C. 浊音
D. 清音
E. 实音

51. 肺部叩诊时，应首先叩诊下列哪一部位
A. 双侧肺野
B. 肺尖
C. 肺前界
D. 肺下界
E. 肺移动度

52. 肺泡呼吸音的呼气相延长主要见于
A. 贫血
B. 代谢性酸中毒
C. 肋软骨软化
D. 阻塞性肺气肿
E. 胸膜炎

53. 异常支气管呼吸音最常见于
A. 大叶性肺炎消散期
B. 大叶性肺炎充血期
C. 大叶性肺炎实变期
D. 支气管肺炎
E. 慢性阻塞性支气管炎

54. 肺部听诊湿啰音特点为

A. 多在呼气末明显
B. 部位恒定，性质不易变，吸气末明显
C. 持续时间短
D. 有些湿啰音听上去似哨笛音
E. 瞬间数目可明显增减

55. 大水泡音主要发生在下列哪一部位
A. 细支气管
B. 主支气管
C. 小支气管
D. 肺泡
E. 终末支气管

56. 捻发音多发生在呼吸的哪个时相和时期
A. 吸气中期
B. 吸气早期
C. 呼气早期
D. 吸气终末期
E. 呼气晚期

57. 语音共振产生机制与下列哪项相似
A. 支气管肺泡呼吸音
B. 语音震颤
C. 肺泡呼吸音
D. 支气管呼吸音
E. 捻发音

58. 下列除哪项外均有胸壁压痛
A. 肋间神经炎
B. 肋软骨炎
C. 肋骨骨折
D. 支气管炎
E. 胸壁软组织炎

59. 导致呼吸减慢的原因应除外
A. 使用麻醉剂后
B. 用镇静药过量
C. 患胸膜炎时
D. 颅内压增高
E. 有机磷农药中毒

60. 下列哪种情况肺泡呼吸音不减弱
A. 发热
B. 胸痛
C. 重症肌无力
D. 慢性支气管炎
E. 胸腔积液

61. 肺部叩诊时，除下列哪种疾病外，叩诊音均可有改变
A. 大叶性肺炎
B. 中等量的胸腔积液
C. 肺气肿
D. 病灶距胸部表面 5cm 以上，直径小于 3cm 的支气管肺炎
E. 肺梗死

62. 下列疾病听诊时语音共振均减弱，但除外
A. 支气管阻塞
B. 肺气肿
C. 大叶性肺炎实变期
D. 胸膜增厚
E. 胸腔积液

63. 下列肺部叩诊可为浊音或实音，除外
A. 肺肿瘤
B. 胸膜增厚
C. 肺间质纤维化
D. 气胸
E. 肺炎

64. 语音共振属于
A. 视诊
B. 触诊
C. 叩诊
D. 听诊
E. 闻诊

65. 胸语音多在何种病变时闻及
A. 大叶性肺炎
B. 胸腔积液
C. 肺脓肿空洞
D. 支气管肺炎
E. 支气管扩张

66. 胸膜摩擦音在下列何部位听诊清楚
A. 双肺尖
B. 双腋侧上部
C. 前下侧胸壁

D. 双下背部
E. 双上前胸

67. 造成纵隔移向健侧的疾病**不包括**
A. 血胸
B. 开放性气胸
C. 张力性气胸
D. 急性脓胸
E. 慢性脓胸

68. 胸腔积液量大于多少有明显症状
A. 500ml
B. 400ml
C. 300ml
D. 200ml
E. 100ml

69. 慢性阻塞性肺气肿时可出现下列哪种异常
A. 气管偏向患侧
B. 一侧胸廓饱满
C. 桶状胸
D. 气管偏向健侧
E. 吸气相明显延长

70. 中水泡音多发生在下列哪段
A. 气管
B. 右主支气管
C. 细支气管
D. 中等大小支气管
E. 终末支气管

71. 小水泡音多出现在下列哪个时相和时期
A. 呼气早期
B. 吸气早期
C. 吸气中期
D. 吸气后期
E. 呼气末期

72. 关于干啰音的叙述，下列哪项是正确的
A. 高调干啰音多起源于较小支气管或细支气管
B. 哨笛音又称鼾音
C. 鼾音调高，其频率为 100～200Hz
D. 哨笛音用力吸气时其音质呈上升性
E. 干啰音根据音调高低分为高、中、低调三种

73. 异常支气管呼吸音是指
A. 肺泡呼吸音增粗
B. 在正常肺泡呼吸音部位听到的支气管呼吸音
C. 在正常肺泡呼吸音部位听到的支气管肺泡呼吸音
D. 粗糙呼吸音
E. 支气管呼吸音的音调强弱发生改变

74. 胸腔积液在何种情况下可叩出 Damoiseau 曲线？
A. 少量积液
B. 中量积液伴胸膜粘连
C. 蜂窝状积液
D. 中等量积液无胸膜增厚、粘连
E. 大量胸腔积液

75. 肺泡呼吸音在胸廓何处最强？
A. 前胸上部
B. 乳房下部
C. 腋窝下部
D. 胸骨上窝
E. 肩胛间区

76. 语音共振增强的是
A. 大叶性肺炎
B. 肺气肿
C. 哮喘
D. 阻塞性肺不张
E. 气胸

77. 下列哪项为胸部异常叩诊音
A. 左侧腋前线下方胃泡所在处叩诊呈鼓音
B. 右侧腋下部叩诊音变浊
C. 右前胸上部叩诊为浊音
D. 左背部叩诊音较前浊
E. 左侧卧位，近床面胸部叩诊音变浊

78. 水肿**不包括**下列哪项
A. 下肢水肿

B. 肺水肿
C. 心包积液
D. 腹水
E. 胸腔积液

79. 下列哪些不是心源性水肿的特点
A. 发展较缓慢
B. 软且移动性大
C. 从足开始，向上发展
D. 伴有心力衰竭
E. 可有颈静脉怒张

80. 严重吸气性呼吸困难最主要的特点为下列哪项
A. 呼吸频率、深度、节律改变
B. 发绀明显
C. 鼻翼扇动
D. “三凹征”
E. 以上都不是

81. Kussmaul 呼吸常见于下列哪种情况
A. 糖尿病酮症酸中毒
B. 呼吸中枢兴奋性降低
C. 安眠药中毒
D. 脑膜炎
E. 癔症

82. 心前区隆起最常见于
A. 先天性心脏病
B. 大量心包积液
C. 肥厚型心肌病
D. 肺源性心脏病
E. 高血压性心脏病

83. 二尖瓣狭窄第一心音亢进是因为
A. 心脏开始收缩时，二尖瓣前叶处于最低位置
B. 心脏开始收缩时，二尖瓣后叶关闭延迟
C. 心脏收缩力加强
D. 二尖瓣前叶增厚
E. 乳头肌功能失调

84. 心尖区收缩期喀喇音和收缩晚期递增型杂音，常见于
A. 二尖瓣关闭不全
B. 二尖瓣狭窄
C. 主动脉瓣关闭不全
D. 二尖瓣脱垂
E. 左房黏液瘤

85. 风湿性心脏病二尖瓣狭窄患者早期喷射样大咯血是由于
A. 支气管黏膜微血管破裂
B. 肺梗死
C. 急性肺水肿
D. 侧支循环支气管静脉曲张破裂
E. 合并肺部感染

86. 连续性细震颤常见于下列哪种情况
A. 二尖瓣关闭不全并狭窄
B. 三尖瓣关闭不全并狭窄
C. 主动脉瓣关闭不全并狭窄
D. 动脉导管未闭
E. 肺动脉瓣关闭不全并狭窄

87. 二尖瓣狭窄后，最先引起下列哪个心房、心室增大
A. 右心房增大
B. 右心室增大
C. 左心室增大
D. 左心房增大
E. 左心房室增大

88. 正常人心尖搏动于第 5 肋间
A. 左腋前线内 0.5～1.0cm
B. 左锁骨中线外 0.5～1.0cm
C. 左锁骨中线内 0.5～1.0cm
D. 左腋前线外 0.5～1.0cm
E. 以上都不是

89. 诊断主动脉瓣关闭不全最重要的体征是
A. 周围血管征
B. 主动脉瓣区舒张期叹气样杂音向心尖部传导
C. 主动脉瓣区第二心音减弱或消失
D. 心尖抬举样搏动
E. 主动脉瓣区收缩期吹风样杂音向颈部传导

90. 较常出现杵状指（趾）的呼吸系统

疾病是

A. 慢性支气管炎

B. 阻塞性肺气肿

C. 支气管哮喘

D. 支气管扩张症

E. 支原体肺炎

A_3/A_4 型题

一发热患者，近5天来体温维持在39～41℃，24小时内体温波动相差不超过1℃。查体：腹部玫瑰疹，肝脾肿大。

1. 该患者的热型是

A. 间歇热

B. 波状热

C. 回归热

D. 稽留热

E. 弛张热

2. 该患者最可能的诊断是

A. 大叶性肺炎

B. 流行性出血热

C. 伤寒

D. 疟疾

E. 风湿热

3. 该患者可能出现的病容是

A. 无欲面容

B. 满月面容

C. 急性病容

D. 黏液性水肿面容

E. 苦笑面容

患者男性，58岁，咳嗽4年，2个月来痰中带血，消瘦，X线胸片示左上肺密度较高圆形阴影。

4. 如果该患者淋巴结肿大，哪组区域的浅表淋巴结最先肿大的可能性大

A. 左颈深淋巴结上群

B. 右颈深淋巴结上群

C. 左锁骨上窝淋巴结

D. 右锁骨上窝淋巴结

E. 右颈深淋巴结下群

5. 该患者查体可以发现

A. 蜘蛛痣

B. 肝掌

C. 紫癜

D. 杵状指

E. 睑结膜充血

患者女性，58岁，因股骨头坏死行髋关节置换术，术后卧床，第三天突感胸闷、胸痛，伴喘憋，烦躁不安，惊恐，查体左下肢肿胀，右下肢正常。

6. 该患者最可能的诊断是

A. 心肌梗死

B. 气胸

C. 哮喘

D. 肺栓塞

E. 肺炎

7. 该患者可出现下列哪种表现

A. 颈动脉异常搏动

B. 颈静脉怒张

C. 血压升高

D. 水冲脉

E. 脉搏短绌

8. 该患者心前区听诊可闻及

A. 第一心音增强

B. 第一心音减弱

C. A2亢进

D. P2亢进

E. P2减弱

9. 该患者心前区听诊还可闻及

A. 心尖部收缩期杂音

B. 心尖部舒张期杂音

C. 心尖部持续性杂音

D. 三尖瓣区收缩期杂音

E. 三尖瓣区舒张期杂音

患者男性，19岁，2小时前在抬举重物时突感胸痛，呼吸困难，就诊于我院急诊，胸片示左侧肺野中外三分之一肺纹理消失。

10. 该患者最可能的诊断是

A. 心肌梗死
B. 气胸
C. 哮喘
D. 肺栓塞
E. 肺炎

11. 该患者肺部叩诊呈
A. 清音
B. 过清音
C. 鼓音
D. 浊音
E. 实音

12. 该患者查体可出现
A. 气管居中
B. 气管左移
C. 气管右移
D. 颈动脉异常搏动
E. 三凹征

13. 该患者查体可出现
A. Hamman 征
B. Beck 三联征
C. 墨菲（Murphy）征
D. 霍夫曼（Hoffman）征
E. 巴宾斯基（Babinski）征

患者女性，65 岁，痰中带血 3 个月，体重下降 5kg，胸部 CT 示右上肺 5cm×3cm 肿物，近日患者发热，咳黄色黏痰。

14. 患者最有可能的诊断为
A. 肺癌伴气胸
B. 肺癌伴肺不张
C. 肺癌伴阻塞性肺炎
D. 肺癌伴胸腔积液
E. 肺癌伴呼吸衰竭

15. 该患者肺部叩诊可出现
A. 清音
B. 过清音
C. 鼓音
D. 浊音
E. 实音

16. 该患者肺部触诊可出现
A. 语音震颤减弱
B. 胸膜摩擦感
C. 语音震颤增强
D. 心包摩擦感
E. 呼吸动度减弱

17. 该患者听诊可闻及
A. 语音震颤减弱
B. 支气管呼吸音
C. 肺泡呼吸音
D. 干啰音
E. 捻发音

18. 该患者可能出现的临床表现有
A. 霍纳（Horner）综合征
B. Beck 三联征
C. Graefe 征
D. Hoffman 征
E. Babinski 征

患者女性，48 岁，心悸、多汗 1 年余，情绪激动，易与他人发生争执，进食增加，体重减轻。查体：心律不齐。

19. 该患者最可能的诊断是
A. 贫血
B. 冠心病
C. 甲亢
D. 风湿性心脏病
E. 心肌炎

20. 该患者心律不齐的原因最可能是
A. 心房颤动
B. 心房扑动
C. 室性期前收缩
D. 房性期前收缩
E. 窦性心律不齐

21. 该患者颈部查体可以有
A. 气管左移
B. 颈动脉异常搏动
C. 颈静脉怒张
D. 甲状腺增大
E. 颈静脉搏动

22. 心脏听诊可闻及

A. 第一心音增强
B. 第一心音减弱
C. A2 亢进
D. P2 亢进
E. 第一心音强弱不等

23. 该患者可出现下列哪种表现
A. 颈动脉异常搏动
B. 颈静脉怒张
C. 血压升高
D. 水冲脉
E. 脉搏短绌

24. 患者头部查体不可能出现
A. Stellwag 征
B. Graefe 征
C. Mobius 征
D. Joffroy 征
E. Horner 征

患者男性，反复咯血 3 年，每次 50～100ml，无发热，无盗汗，幼年有“麻疹”病史。

25. 该患者最有可能患有
A. 肺结核
B. 肺脓肿
C. 大叶性肺炎
D. 间质性肺炎
E. 支气管扩张

26. 该患者可能出现的体征有
A. 蜘蛛痣
B. 肝掌
C. 紫癜
D. 杵状指
E. 睑结膜充血

27. 该患者肺部查体最有可能出现的体征是
A. 固定的湿啰音
B. 支气管呼吸音
C. 肺泡呼吸音
D. 干啰音
E. 捻发音

男性，39 岁，反复发作性喘息 5 年，多于春秋季发作，听诊可闻及哮鸣音，吸入“万托林”后可好转，一日前患者症状加重，大汗淋漓，端坐位，不能言语。

28. 该患者最有可能是
A. 肺结核
B. 肺脓肿
C. 支气管哮喘
D. 间质性肺炎
E. 支气管扩张

29. 该患者可能出现的体征是
A. 奇脉
B. 水冲脉
C. 重搏脉
D. 细脉
E. 脉搏短绌

30. 患者行血气分析检查最有可能出现的结果为
A. PaO_2 100mmHg，$PaCO_2$ 40mmHg
B. PaO_2 60mmHg，$PaCO_2$ 40mmHg
C. PaO_2 90mmHg，$PaCO_2$ 40mmHg
D. PaO_2 100mmHg，$PaCO_2$ 20mmHg
E. PaO_2 50mmHg，$PaCO_2$ 50mmHg

B_1 型题

A. 抗原抗体复合物
B. 中性粒细胞
C. 单核吞噬细胞
D. 白介素 IL-2
E. 5 羟色胺

1. 内源性致热原
2. 外源性致热原

A. 稽留热
B. 弛张热
C. 间歇热
D. 波状热
E. 不规则热

3. 大叶性肺炎
4. 支气管肺炎

5. 布鲁菌病
6. 败血症

A. 肝性脑病
B. 流行性乙型脑炎
C. 脑出血
D. 癫痫
E. 淋巴瘤

7. 先昏迷后发热
8. 先发热后昏迷

A. Cheyne-Stokes 呼吸
B. Biots 呼吸
C. Kussmaul 呼吸
D. 叹息样呼吸
E. 抑制性呼吸

9. 因胸部剧烈疼痛所致吸气相突然中断
10. 一种由浅慢→深快→浅慢→暂停→浅慢的周期样呼吸
11. 一种规律呼吸几次后，突停一段时间又开始呼吸，周而复始的呼吸
12. 一种深长而快的呼吸

A. 肺泡呼吸音减弱
B. 支气管呼吸音
C. 发作性呼吸困难，咯大量粉红色泡沫痰
D. Cheyne-Stokes 呼吸
E. Kussmaul 呼吸

13. 慢性阻塞性肺气肿
14. 大叶性肺炎

A. 37.3～38℃
B. 38.1～39℃
C. 39.1～41℃
D. 41℃以上

15. 低热
16. 中等热度
17. 高热
18. 超高热

A. 腹膜有炎症或肿瘤浸润
B. 腹腔大量积液
C. 腹腔大量积气
D. 腹腔巨大肿瘤
E. 腹壁上的肿物

19. 尖腹见于哪种情况
20. 蛙腹见于哪种情况
21. 球形腹见于哪种情况

A. MeBurney 点
B. 肋脊点
C. 肋腰点
D. 上输尿管点
E. 中输尿管点

22. 脐与右髂前上棘连线中、外 1/3 交界处
23. 脐水平线上腹直肌外缘处
24. 背部第 12 肋与脊柱的夹角顶点
25. 背部第 12 肋与腰大肌外缘的夹角顶点

A. 黏液脓性鲜血便
B. 暗红色果酱样脓血便
C. 柏油样便
D. 洗肉水样血便
E. 排便后有鲜血滴出

26. 肛管疾病
27. 阿米巴痢疾
28. 急性出血性坏死性小肠炎
29. 溃疡性结肠炎
30. 十二指肠溃疡

第一套模拟试卷答案

一、选择题

A_1/A_2 型题

1. E　解析：发热可分为感染性发热与非感染性发热，其中感染性发热最为常见。

2. B　解析：人体的温度是相对恒定的。正常人在 24 小时内体温略有波动，一般相差不超过 1℃。生理状态下，早晨体温略低，下午略高。

3. A　解析：运动、进食后、妇女月经期前或妊娠期体温稍高，而老年人体温偏低。

4. C　解析：热射病（中暑）是指因高温引起的人体体温调节功能失调，体内热量过度积蓄，从而引发神经器官受损。

5. B　解析：P 波为心房除极波，QRS 波为心室除极波，T 波为心室复极波。

6. C　解析：弛张热又称败血症热型。是指体温常在 39℃以上，波动幅度大，24 小时内波动范围超过 2℃，但最低体温仍高于正常体温。常见于败血症、化脓性炎症、重症肺结核、川崎病、晚期肿瘤、恶性组织细胞病等。

7. B　解析：略。

8. A　解析：肝脾大原因较多，传染性单核细胞增多症、淋巴瘤、白血病均是肝脾大的原因之一。急性肝炎早期亦可出现肝脾轻度肿大。

9. A　解析：内生致热原是指在发热激活物的作用下，由产致热原细胞产生和释放的致热物质。炎性渗出物不属于内生性致热原。

10. D　解析：颈交感神经麻痹综合征是由于交感神经中枢至眼部的通路上受到任何压迫和破坏，引起瞳孔缩小、眼球内陷、上睑下垂及患侧面部无汗的综合征。

11. D　解析：足背动脉于伸肌上支持带下缘续于胫前动脉。在踝关节前方行于踇长伸肌腱和趾长伸肌腱之间，位置表浅，其搏动易于触摸。是观察下肢动脉血流的基本检查。

12. C　解析：是甲状腺功能减退症病情加重的严重状态，多为感染及使用镇静剂等诱发。黏液性水肿昏迷是甲状腺功能减退症未能及时诊治，病情发展的晚期阶段。其特点除有严重的甲状腺功能减退表现外，还有低体温、昏迷，有时发生休克。

13. C　解析：叩诊肝上下界时，当由清音转为浊音时，即为肝上界，此处相当于被肺遮盖的肝顶部，称为肝相对浊音界；再向下轻叩转为实音处，为肝直接贴近胸壁不被肺所遮盖部分，称肝绝对浊音界。继续向下叩，由实音转鼓音处即为肝下界。肝相对浊音界通常位于右侧锁骨中线第 5 肋间 ，右腋中线第 8 肋间，右肩胛线第 10 肋间水平。

14. A　解析：略。

15. B　解析：浮髌试验用于确定膝关节损伤时是否出现关节积液。正常膝关节内有液体约 5ml，当关节积液达到或超过 50ml 时，浮髌试验为阳性，提示关节内有中等量积液。

16. B　解析：右心衰竭的患者，如按压其肿大的肝时，则颈静脉充盈更为明显，称肝颈静脉回流征，最常见的原因就是右心衰竭。右心衰竭时，因右心房淤血或右心室舒张受限，不能完全接受回流血量，而致颈静脉充盈更为明显。

17. D　解析：急性心包炎时由于心包大量积液，心尖搏动减弱。

18. A　解析：正常人立位或坐位时，颈外静脉不显露，平卧位时稍见充盈，但仅限于锁骨上缘至下颌角距离的下 2/3 以内，若超过上述水平或半卧位 45°时，颈静脉充盈、胀大、饱满则称为颈静脉怒张，表明静脉压增高，见于右心衰竭、缩窄性心包炎、心包积液、上腔静脉阻塞综合征。

19. C　解析：向心性肥胖主要是由糖皮质激素分泌过多引起的，指的是患者体内脂肪沉积是以心脏、腹部为中心而开始发展的一种肥胖类型。

20. D　解析：麻疹属于充血性皮疹。

21. A　解析：体温调节中枢指下丘脑的某些对体温变化起调节作用的神经结构。根据研究显示，能直接作用于体温调节中枢的物质是白细胞产生的内源性致热原。

22. E　解析：弛张热又称败血症热型。是指体温常在 39℃以上，波动幅度大，24 小时内波动范围超过 2℃，但最低体温仍高于正常体温。常见于败血症、化脓性炎症、重症肺结核、川崎病、晚期肿瘤、恶性组织细胞病等。

23. D　解析：参见第 21 题。

24. B　解析：略。

25. C　解析：低热 37.3～38℃。中热 38.1～39℃。高热 39.1～41℃。超高热>41℃。

26. A　解析：根据组织内含气量由多到少，分别为鼓音-过清音-清音-浊音-实音。

27. B　解析：颈部最大的浅静脉，在耳下方由下颌后静脉的后支和耳后静脉、枕静脉等汇合而成，沿胸锁乳突肌浅面斜向下后行，在锁骨上方穿深筋膜注入锁骨下静脉或静脉角。正常情况下可以显示下 2/3。

28. A　解析：略。

29. C　解析：正常人立位或坐位时，颈外静脉不显露，平卧位时稍见充盈，但仅限于锁骨上缘至下颌角距离的下 2/3 处，若超过上述水平或半卧位 45°时，颈静脉充盈、饱满则称颈静脉怒张，表明静脉压增高，为不正常现象。

30. A　解析：颈外静脉搏动见于静脉内血液回流，即三尖瓣关闭不全。

31. D　解析：全身性淋巴结肿大见于：

(1) 感染性疾病：病毒感染见于传染性单核细胞增多症、艾滋病等；细菌感染见于布鲁菌病、血行播散型肺结核、麻风等；螺旋体感染见于梅毒、鼠咬热、钩端螺旋体病等；原虫与寄生虫感染见于黑热病、丝虫病等。

(2) 非感染性疾病

1) 结缔组织疾病：如系统性红斑狼疮、干燥综合征、结节病等。

2) 血液系统疾病：如急慢性白血病、淋巴瘤、恶性组织细胞病等。

32. C　解析：小于 2mm 称为瘀点，3～5mm 称为紫癜，大于 5mm 称为瘀斑。

33. A　解析：正常细胞性贫血是指血常规检查时平均红细胞体积（MCV）、平均红细胞血红蛋白含量（MCH）和平均红细胞血红蛋白浓度（MCHC）均在正常范围，即为正细胞（MCV、MCH 正常）、正色素（MCHC 正常）性贫血，因而只有急性失血性贫血是正常细胞性贫血。慢性失血性贫血、缺铁性贫血和铁粒幼细胞性贫血为小细胞低色素性贫血，骨髓增生异常综合征常为大细胞性贫血。

34. E　解析：略。

35. D　解析：肾盂肾炎的体温下降较快，通常在数小时内正常。

36. E　解析：心包钙化后导致舒张受限，从而使血液从静脉向右心房回流受阻。

37. A　解析：肺癌压迫上腔静脉。

38. C　解析：二尖瓣狭窄后肺循环压力升高，右心房内压力升高。

39. E　解析：是指吸气时胸骨上窝、锁骨上窝、肋间隙出现明显凹陷，是由于上部气道部分梗阻所致吸气性呼吸困难。常见于气管异物、喉水肿等。

40. B　解析：略。

41. D　解析：Kussmaul 呼吸为酸中毒产生的深长呼吸。

42. E　解析：浊音区缩小代表气体增加，故肺气肿为正确答案。

43. C　解析：胸廓前后径增加有时与左右径几乎相等，呈圆桶状，肋骨斜度变小，其与脊柱夹角常大于 45°，肋间隙增宽饱满，腹上角增大，为桶状胸。见于严重肺气肿患者，亦可见于老年人或矮胖体型者。

44. C　解析：三凹征是指吸气时胸骨上窝、锁骨上窝、肋间隙出现明显凹陷，是由于上部气道部分梗阻所致吸气性呼吸困难。常见于气管异物、喉水肿等。

45. B　解析：当胸腔大量积液、积气及广泛胸膜增厚粘连时肺下界及其移动度不能叩得。膈神经麻痹患者，肺下界移动度亦消失。

46. E　解析：潮式呼吸周期可长达 30 秒至 2 分钟，暂停期可持续 5～30 秒，所以要较长时间仔细观察才能了解周期性节律变化的全过程。

47. B　解析：见第 41 题。

48. B　解析：语音震颤在两侧上胸部前后和沿着气管和支气管前后走向的区域，即肩胛间区及左右胸骨旁第 1、2 肋间隙部位最强，于肺底最弱。

49. A　解析：语音震颤增强，主要见于：①肺泡内有炎症浸润，因肺组织实变使语颤传导良好，如大叶性肺炎实变期、大片肺梗死等；②接近胸膜的肺内巨大空腔，声波在空洞内产生共鸣，尤其是当空洞周围有炎性浸润并与胸壁粘连时，则更有利于声波传导，使语音震颤增强，如空洞型肺结核、肺脓肿等。

50. D　解析：正常胸部叩诊为清音，其音响强弱和高低与肺的含气量的多寡、胸壁的厚薄以及邻近器官的影响有关。由于肺上叶的体积较下叶小，含气量较少，且上胸部的肌肉较厚，故前胸上部较下部叩诊音相对稍浊；因右肺上叶较左肺上叶为小，且惯用右手者右侧胸大肌较左侧为厚，故右肺上部叩诊音亦相对稍浊；由于背部的肌肉、骨骼层次较多，故背部的叩诊音较前胸部稍浊；右侧腋下部因受肝的影响叩诊音稍浊，而左侧腋前线下方有胃泡的存在，故叩诊呈鼓音。

51. B　解析：肺上界即肺尖的上界，其内侧为颈肌，外侧为肩胛带。

52. D　解析：阻塞性肺气肿时呼吸音与语音震颤均减弱，呼气相延长。

53. C　解析：如在正常肺泡呼吸音部位听到支气管呼吸音，则为异常的支气管呼吸音，或称管样呼吸音，可由下列因素引起：

（1）肺组织实变：使支气管呼吸音通过较致密的肺实变部分，传至体表而易于听到。支气管呼吸音的部位、范围和强弱与病变的部位、大小和深浅有关。实变的范围越大、越浅，其声音越强，反之则较弱。常见于大叶性肺炎的实变期，其支气管呼吸音强而高调，而且易于听到。

（2）肺内大空腔：当肺内大空腔与支气管相通，且其周围肺组织又有实变存在时，音响在空腔内共鸣，并通过实变组织的良好传导，故可听到清晰的支气管呼吸音，常见于肺脓肿或空洞型肺结核的患者。

（3）压迫性肺不张：胸腔积液时，压迫肺，发生压迫性肺不张，因肺组织较致密，有利于支气管音的传导，故于积液上方有时可听到支气管呼吸音，但强度较弱而且遥远。

54. B　解析：湿啰音为呼吸音外的附加音，断续而短暂，一次常连续出现多个，于吸气时或吸气终末较为明显，有时也出现于呼气早期，部位较恒定，性质不易变，中、小湿啰音可同时存在，咳嗽后可减轻或消失。

55. B　解析：粗湿啰音又称大水泡音。发生于气管、主支气管或空洞部位，多出现在吸气早期。

56. D　解析：捻发音是一种极细而均匀一致的湿啰音。多在吸气的终末闻及，颇似在耳边用手指捻搓一束头发时所发出的声音。

57. B　解析：语音共振的产生方式与语音震颤基本相同。

58. D　解析：正常情况下胸壁无压痛。肋间神经炎、肋软骨炎、胸壁软组织炎及肋骨骨折的患者，胸壁受累的局部可有压痛。骨髓异常增生者，常有胸骨压痛和叩击痛，见于白血病患者。

59. C　解析：指呼吸频率低于 12 次/分。呼吸浅慢见于麻醉剂或镇静剂过量、有机磷农药中毒和颅内压增高等。

60. A　解析：肺泡呼吸音减弱或消失与肺泡内的空气流量减少或进入肺内的空气流速减慢及呼吸音传导障碍有关。可在局部、单侧或双肺出现。发生的原因有：①胸廓活动受限，如胸痛、肋软骨骨化和肋骨切除等；②呼吸肌疾病，如重症肌无力、膈肌瘫痪和膈肌升高等；③支气管阻塞，如阻塞性肺气肿、支气管狭窄等；④压迫性肺膨胀不全，如胸腔积液或气胸等；⑤腹部疾病，如大量腹水、腹部巨大肿瘤等。

61. D　解析：正常肺的清音区范围内，如出现浊音、实音、过清音或鼓音则为异常叩诊音，提示肺、胸膜、膈或胸壁具有病理改变存在。异常叩诊音的类型取决于病变的性质、范围的大小及部位的深浅。一般距胸部表面 5cm 以上的深部病灶、直径小于 3cm 的小范围病灶或少量胸腔积液时，常不能发现叩诊音的改变。

62. C　解析：大叶性肺炎实变期语音共振增强。

63. D　解析：肺部大面积含气量减少的病变，如肺炎、肺不张、肺结核、肺梗死、肺水肿及肺间质纤维化等；和肺内不含气的占位病变，如肺肿瘤、肺包虫或囊虫病、未液化的肺脓肿等；以及胸腔积液、胸膜增厚等病变，叩诊均为浊音或实音。

64. D　解析：语音共振的产生方式与语音震颤基本相同。嘱被检查者用一般的声音强度重复发“yi”长音，喉部发音产生的振动经气管、支气管、肺泡传至胸壁，由听诊器闻及。

65. A　解析：胸语音是一种更强、更响亮和较近耳的支气管语音，言词清晰可辨，容易闻及。见于大范围的肺实变区域。

66. C　解析：胸膜摩擦音最常听到的部位是前下侧胸壁，因呼吸时该区域的呼吸动度最大。

67. E　解析：血胸、急性脓胸、胸腔内积液，达一定程度后可推动纵隔移向健侧。发生开放性气胸和张力性气胸时，患侧胸腔内压力均高于健侧，也推动纵隔移向健侧。慢性脓胸时的脓腔壁纤维性增厚收缩，可将纵隔移向患侧。

68. A　解析：胸腔积液少于 300ml 时症状多不明显，但少量炎性积液以纤维素性渗出为主的患者常诉刺激性干咳，患侧胸痛，于吸气时加重，患者喜患侧卧位以减少呼吸动度，减轻疼痛。当积液增多时，胸膜脏层与壁层分开，胸痛可减轻或消失。胸腔积液大于 500ml

的患者，常诉气短、胸闷，大量积液时因纵隔脏器受压而出现心悸、呼吸困难，甚至端坐呼吸并出现发绀。

69. C　解析：急性发作时常可有散在的干、湿啰音，多于肺底闻及，咳嗽后可减少或消失。啰音的量与部位常不恒定，合并哮喘者可听到较多的干啰音，并伴呼气相延长。

当有阻塞性肺气肿时，可见胸廓呈桶状，肋间隙增宽，呼吸动度减弱，语音震颤减弱。双肺叩诊呈过清音，肺下界下降，移动度变小。心浊音界缩小或消失，肝浊音界下移。肺泡呼吸音普遍减弱，呼气相延长，双肺底可听到湿啰音。

70. D　解析：中湿啰音又称中水泡音。发生于中等大小的支气管，多出现于吸气的中期。见于支气管炎、支气管肺炎等。

71. D　解析：细湿啰音又称小水泡音。发生于小支气管，多在吸气后期出现。常见于细支气管炎、支气管肺炎、肺淤血和肺梗死等。

72. A　解析：干啰音为一种持续时间较长带乐性的呼吸附加音，音调较高，频率约300～500Hz。持续时间较长，吸气及呼气时均可闻及，但以呼气时为明显，干啰音的强度和性质易改变，部位易变换，在瞬间内数量可明显增减。根据音调的高低可分为高调和低调两种：

(1) 高调干啰音：又称哨笛音。音调高，其频率可达 500Hz 以上。用力呼气时其音质呈上升性，多起源于较小支气管或细支气管。

(2) 低调干啰音：又称鼾音。音调低，其频率约为 100～200Hz，呈呻吟声或鼾声的性质，多发生于气管或主支气管。

73. B　解析：见第 53 题。

74. D　解析：中等量胸腔积液且无胸膜增厚、粘连时，积液的上界呈一弓线，称 Damoiseau 曲线。

75. B　解析：男性肺泡呼吸音较女性为强，因男性呼吸运动的力量较强，且胸壁皮下脂肪较少。儿童的肺泡呼吸音较老年人强，因儿童的胸壁较薄且肺泡富有弹性，而老年人的肺泡弹性较差。肺泡组织较多，胸壁肌肉较薄的部位，如乳房下部及肩胛下部肺泡呼吸音最强，其次为腋窝下部，而肺尖及肺下缘区域则较弱。此外，矮胖体型者肺泡呼吸音亦较瘦长者为弱。

76. A　解析：语音共振的强度和清晰度均增加，常同时伴有语音震颤增强，叩诊浊音和闻及病理性支气管呼吸音，见于肺实变的患者。

77. C　解析：参见第 50 题。

78. B　解析：是指人体组织间隙有过多的液体积聚使组织肿胀。水肿可分为全身性与局部性。当液体在体内组织间隙呈弥漫性分布时呈全身性水肿（常为凹陷性）；液体积聚在局部组织间隙时呈局部水肿；发生于体腔内称为积液，如胸腔积液、腹水、心包积液。一般情况下，水肿这一术语，不包括内脏器官局部的水肿，如脑水肿、肺水肿等。

79. B　解析：主要是右心衰竭的表现。发生机制主要是有效循环血量减少，肾血流量减少，继发性醛固酮增多引起水钠潴留以及静脉淤血，毛细血管滤过压增高，组织液回收减少所致。水肿程度可由于心力衰竭程度而有所不同，可自轻度的踝部水肿以致严重的全身性水肿。水肿特点是首先出现于身体下垂部位（下垂部流体静水压较高）。能起床活动者，最早出现于踝内侧，行走活动后明显，休息后减轻或消失；经常卧床者以腰骶部为明显。颜面部一般不肿。水肿为对称性、凹陷性。此外通常有颈静脉怒张、肝大、静脉压升高，严重时还出现胸腔积液、腹水等右心衰竭的其他表现。

80.D 解析：主要表现为吸气显著费力，严重者吸气时可见“三凹征”，表现为胸骨上窝、锁骨上窝和肋间隙明显凹陷，此时亦可伴有干咳及高调吸气性喉鸣。三凹征的出现主要是由于呼吸肌极度用力，胸腔负压增加所致。常见于喉部、气管、大支气管的狭窄与阻塞。

81.A 解析：略。

82.A 解析：多为先天性心脏病造成心脏肥大，在儿童生长发育完成前影响胸廓正常发育而形成。常见胸骨下段及胸骨左缘第3、4、5肋间的局部隆起，如法洛四联症、肺动脉瓣狭窄等的右心室肥大；少数情况见于儿童期风湿性心瓣膜病的二尖瓣狭窄所致的右心室肥大或伴有大量渗出液的儿童期慢性心包炎。位于胸骨右缘第2肋间附近局部隆起，多为主动脉弓动脉瘤或升主动脉扩张所致，常伴有收缩期搏动。

83.A 解析：二尖瓣位置低垂，以及由于心室充盈减少，使心室收缩时左室内压上升加速和收缩时间缩短，造成瓣膜关闭振动幅度大，因而S1亢进。

84.D 解析：喀喇音可由房室瓣（多数为二尖瓣）在收缩中、晚期脱入左房，瓣叶突然紧张或其腱索的突然拉紧产生振动所致，这种情况临床上称为二尖瓣脱垂。

85.D 解析：略。

86.D 解析：连续性震颤见于动脉导管未闭。

87.D 解析：由于二尖瓣跨瓣压力升高，左心房首先增大。

88.C 解析：正常成人心尖搏动位于第5肋间，左锁骨中线内侧0.5～1.0cm，搏动范围以直径计算为2.0～2.5cm。

89.B 解析：心尖搏动弥散有力，向左下移位。听诊特点为胸骨左缘闻及高音调、吹风样递减型舒张早期或全舒张期杂音，呈叹气样或泼水样。坐位、前倾、深吸气时最清楚。重度反流时，在心尖部常可闻及隆隆样舒张期杂音（Austin-Flint 杂音）。

90.D 解析：较常出现杵状指（趾）的呼吸系统疾病包括支气管扩张症、支气管肺癌和慢性肺脓肿等，因此答案是D，而其余疾病均不会出现杵状指（趾）。

A_3/A_4 型题

1～3.D C A 解析：稽留热多为高热，体温常在39℃以上，昼夜间体温变动范围较小，一般上午体温较下午低，但24小时内波动幅度不超过1℃，可持续数天或数周，体温可渐退或骤退，临床上常见于大叶性肺炎、伤寒、副伤寒、斑疹伤寒、恙虫病等急性传染病的极期，也可见于急性肾盂肾炎。

4～5.D D 解析：肺癌的淋巴结转移多首先转移至右锁骨上淋巴结，胃癌的淋巴结转移多首先转移至左锁骨上淋巴结。

6～9.D B D D 解析：该患者骨科术后卧床，双下肢周径不等，考虑深静脉血栓，突发喘憋，肺栓塞可能性大。患者可能出现血压下降，颈静脉怒张，P2亢进，第二心音分裂以及三尖瓣区收缩期杂音。

10～13.B C C A 解析：患者在运动中突感胸痛，胸片示肺纹理消失，气胸诊断明确。气胸量在30%以上者，病侧胸廓饱满，肋间隙膨隆，呼吸运动减弱，叩诊呈鼓音，心或肝浊音界消失。语音共振及呼吸音均减弱或消失。大量气胸时，可使气管和纵隔向健侧移位。张力性气胸可见病侧胸廓膨隆和血压增高（可能与严重缺氧有关，因排气后血压迅速恢复正常）。左侧少量气胸，有时可在左心缘处听到特殊的破裂音，明显时患者自己也能觉察到，称 Hamman 征。

14～18.C D C B A解析：患者于右上肺出现肺癌，常伴有支气管压迫后导致的阻塞性肺炎。患者查体上肺可有实变表现，而由于肺上沟压迫交感神经，可出现 Horner 综合征。

19～24. C　A　D　E　E　E　解析：体格检查发现患者的甲状腺肿大（轻度到重度肿大），质地软或中等，重症患者用听诊器可以听到全期的血管杂音，严重甲亢甚至可用手触摸到震颤。甲亢患者的心率多数增快，安静时心率常常超过 90 次/分，老年患者可以表现快速心房颤动。甲亢患者皮肤潮热，手细颤，不少患者还表现眼睑水肿，睑裂增宽，双眼少瞬目，球结膜充血水肿。严重患者可以表现为突眼，眼球活动受限，甚至眼睑闭合不全。

25～27. E　D　A　解析：该患者反复咯血，无明显结核表现，有麻疹病史，故支气管扩张可能性较大，可伴有肺部固定湿啰音及杵状指。

28～30. C　A　E　解析：患者应诊断为支气管哮喘，近期急性发作，可出现奇脉，干鸣音消失，胸腹反常呼吸运动，血气分析可见低氧与二氧化碳潴留。

B_1 型题

1～2. D　A　解析：（1）外源性致热原的种类甚多，包括①各种微生物病原体及其产物，如细菌、病毒、真菌及支原体等；②炎性渗出物及无菌性坏死组织；③抗原抗体复合物；④某些类固醇物质，特别是肾上腺皮质激素的代谢产物原胆烷醇酮（etiocholanolone）；⑤多糖体成分及多核苷酸、淋巴细胞激活因子等。（2）内源性致热原又称白细胞致热原，如白介素（IL－1）、肿瘤坏死因子（TNF）和干扰素等。

3～6. A　E　D　B　解析：①稽留热是指体温恒定地维持在 39～40℃以上的高水平，达数天或数周，24 小时内体温波动范围不超过 1℃，常见于大叶性肺炎、斑疹伤寒及伤寒高热期。②弛张热又称败血症热型。体温常在 39℃以上，波动幅度大，24 小时内波动范围超过 2℃，但都在正常水平以上，常见于败血症、风湿热、重症肺结核及化脓性炎等。③间歇热时体温骤升达高峰后持续数小时，又迅速降至正常水平，无热期（间歇期）可持续 1 天至数天，如此高热期与无热期反复交替出现，常见于疟疾、急性肾盂肾炎等。④波状热时体温逐渐上升达 39℃或以上，数天后又逐渐下降至正常水平，持续数天后又逐渐升高，如此反复多次。常见于布鲁菌病。⑤回归热时体温急剧上升至 39℃或以上，持续数天后又骤然下降至正常水平。高热期与无热期各持续若干天后规律性交替一次，可见于回归热、霍奇金（Hodgkin）病等。⑥不规则热的体温曲线无一定规律，可见于结核病、风湿热、支气管肺炎、渗出性胸膜炎。

7～8. C　B　解析：先发热后昏迷者常见于流行性乙型脑炎、斑疹伤寒、流行性脑脊髓膜炎、中毒性细菌性痢疾、中暑等；先昏迷后发热见于脑出血、巴比妥类药物中毒等。

9～12. E　A　B　C　解析：①潮式呼吸又称陈-施（Cheyne-Stokes）呼吸。是一种由浅慢逐渐变为深快，然后再由深快转为浅慢，随之出现一段呼吸暂停后，又开始如上变化的周期性呼吸。潮式呼吸周期可长达 30s 至 2min，暂停期可持续 5～30s，所以要较长时间仔细观察才能了解周期性节律变化的全过程。②间停呼吸又称比奥（Biots）呼吸。表现为有规律呼吸几次后，突然停止一段时间，又开始呼吸，即周而复始的间停呼吸。③Kussmaul 呼吸是指代谢综合征时出现深长而快的呼吸。④抑制性呼吸为胸部发生剧烈疼痛所致的吸气相突然中断，呼吸运动突然短暂地受到抑制，患者表情痛苦，呼吸较正常浅而快。常见于急性胸膜炎、胸膜恶性肿瘤、肋骨骨折及胸部严重外伤等。⑤叹气样呼吸表现为在一段正常呼吸节律中插入一次深大呼吸，并常伴有叹息声。此多为功能性改变，见于神经衰弱、精神紧张或抑郁症。

13～14. A　B　解析：大叶性肺炎呈急性热病容，颜面潮红，鼻翼扇动，呼吸困难，发绀，脉率增速，常有口唇疱疹。充血期病变局部呼吸动度减弱，语音震颤稍增强，叩诊浊音，并可闻及捻发音。当发展为大叶实变时，语音震颤和语音共振明显增强，叩诊为浊音或实音，并可听到支气管呼吸音。如病变累及胸膜则可闻及胸膜摩擦音。当病变进入消散期时，病变局部叩诊逐渐变为清音，支气管呼吸音亦逐渐减弱，代之以湿啰音，最后湿啰音亦逐渐消失，呼吸音恢复正常。慢性阻塞性肺疾病可见胸廓呈桶状，肋间隙增宽，呼吸动度减弱，语音震颤减弱。双肺叩诊呈过清音，肺下界下降，移动度变小。心浊音界缩小或消失，肝浊音界下移。肺泡呼吸音普遍减弱，呼气相延长，双肺底可闻及湿啰音。

15～18. A　B　C　D　解析：按发热的高低可分为：低热 37.3～38℃；中等度热 38.1～39℃；高热 39.1～41℃；超高热 41℃以上。

19～21. A　B　C　解析：液体下沉于腹腔两侧，致侧腹部明显膨出扁而宽，称为蛙腹(frog belly)。侧卧或坐位时，因液体移动而使腹下部膨出。常见于肝硬化门静脉高压症，腹水量多致腹压增高，此时可使脐部突出。亦可见于心力衰竭、缩窄性心包炎、腹膜癌转移(肝癌、卵巢癌多见)、肾病综合征、胰源性腹水或结核性腹膜炎等。腹膜有炎症或肿瘤浸润时，腹部常呈尖凸型，称为尖腹。

22～24. A　D　B　C　解析：略。

26～30. E　B　D　A　C　解析：根据大便性状的不同，来自上消化道的疾病表现为黑便，坏死性小肠疾病表现为洗肉水样，果酱便见于阿米巴病，黏液血便见于溃疡性结肠炎，而肛周疾病为排便终末有鲜血。

（隋　准）

第二套模拟试卷

考试时间：120 分钟　　卷面分数：100 分　　考试日期：　　年　月　日

一、选择题

A_1/A_2 型题

1. 动脉舒张压的高低主要反映
   A. 每搏量的多少
   B. 外周阻力的大小
   C. 大动脉弹性的好坏
   D. 心脏泵血功能的好坏
   E. 血管充盈的程度
2. 心房颤动时可发生
   A. 奇脉
   B. 重搏脉
   C. 交替脉
   D. 水冲脉
   E. 脉搏短绌
3. 急性心脏压塞时最特异的表现是
   A. 触诊脉搏细弱
   B. 听诊心音低钝
   C. 吸气时动脉血压降低 10mmHg 以上
   D. 颈静脉怒张
   E. 呼吸困难
4. 右心衰竭时引起淤血的主要器官是
   A. 肺、肝、肾及胃肠道
   B. 肝、脾及胃肠道
   C. 肾、肺及胃肠道
   D. 肺、脑、肝、脾等
   E. 脑、肺及胃肠道
5. 风心病时最易受侵犯的瓣膜是
   A. 二尖瓣及三尖瓣
   B. 三尖瓣及肺动脉瓣
   C. 主动脉瓣及肺动脉瓣
   D. 二尖瓣及肺动脉瓣
   E. 二尖瓣及主动脉瓣
6. 心尖搏动向左下移位常见于下列哪种情况
   A. 右心房增大
   B. 右心室增大
   C. 左心室增大
   D. 左心房增大
   E. 心包积液
7. 下列哪种疾病可出现奇脉
   A. 缩窄性心包炎
   B. 梗阻性肥厚型心肌病
   C. 扩张型心肌病
   D. 病毒性心肌炎
   E. 二尖瓣狭窄
8. 以下哪项不是心脏压塞的表现
   A. 窦性心动过速
   B. 脉压减小
   C. 吸气时动脉血压下降 10mmHg
   D. 颈静脉怒张
   E. 交替脉
9. 大量心包积液可有
   A. 奇脉
   B. 重搏脉
   C. 交替脉
   D. 水冲脉
   E. 脉搏短绌
10. 下列哪种情况不是右心衰竭的临床表现
    A. 身体下垂部位水肿
    B. 胸腔积液
    C. 肝静脉性充血
    D. 肺水肿
    E. 颈静脉怒张
11. 第一心音的组成主要是由于
    A. 半月瓣开放
    B. 心房收缩

C. 房室瓣关闭
D. 乳头肌收缩
E. 血流冲击大血管

12. 最早引起第一心音增强的疾病是
A. 二尖瓣狭窄
B. 二尖瓣关闭不全
C. 主动脉瓣关闭不全
D. 高血压病
E. 主动脉瓣狭窄

13. 水冲脉发生机制
A. 脉压变小
B. 脉压变大
C. 脉压正常
D. 收缩压变小
E. 舒张压变大

14. 下述关于主动脉瓣关闭不全的叙述中，哪一项是错误的
A. 左心室肥大、扩张
B. 心尖搏动向左下移位
C. 主动脉瓣区收缩期杂音
D. 脉压增大
E. 单纯性主动脉瓣关闭不全多见于梅毒性主动脉炎

15. 引起右心衰竭的常见原因是
A. 主动脉口狭窄
B. 主动脉瓣关闭不全
C. 二尖瓣狭窄
D. 冠心病
E. 右位心

16. 下列哪种疾病可出现心尖部舒张期隆隆样杂音，并且于卧位时消失
A. 二尖瓣关闭不全
B. 二尖瓣狭窄
C. 主动脉瓣关闭不全
D. 二尖瓣脱垂
E. 左房黏液瘤

17. 主动脉瓣关闭不全周围血管征中下列哪项是错误的
A. 颈动脉搏动明显
B. 收缩期和舒张期二重杂音
C. 动脉枪击音
D. 毛细血管搏动征
E. 交替脉

18. 心血管疾病中哪种情况最容易并发脑血管栓塞
A. 二尖瓣关闭不全
B. 主动脉瓣狭窄
C. 高血压，动脉硬化
D. 心力衰竭
E. 二尖瓣狭窄伴心房颤动

19. 以下哪种器质性心脏病不能触及震颤
A. 二尖瓣狭窄
B. 梗阻性肥厚型心肌病
C. 主动脉瓣关闭不全
D. 肺动脉瓣狭窄
E. 急性心肌梗死室间隔穿孔

20. 风心病，二尖瓣狭窄最常合并的心律失常是
A. 房室传导阻滞
B. 室性期前收缩
C. 心房颤动
D. 心室颤动
E. 阵发性室上性心动过速

21. 风湿性心脏病主动脉瓣狭窄时，下列哪项表现是不常见的
A. 主动脉瓣区喷射性收缩期杂音
B. 主动脉瓣区第二心音减弱
C. 脉压小、脉搏细弱
D. 左心室明显扩张
E. 左心室肥大

22. 急性纤维蛋白性心包炎最具特征的体征是
A. 心尖搏动减弱
B. 心包叩击音
C. 心包摩擦音
D. 颈静脉怒张
E. 腹水

23. 某患者于心尖区闻及舒张期隆隆样杂音，心率 86 次/分。以下何项体征与本病不相符合

A. 二尖瓣面容
B. 心尖区舒张期奔马律
C. 开瓣音
D. 肺动脉瓣第二心音分裂
E. 颈静脉充盈伴肝大

24. 二尖瓣狭窄患者，为确认其杂音存在最好选择以下哪种条件
A. 选用膜式胸件
B. 安静状态
C. 深吸气
D. 前倾位
E. 左侧卧位

25. 心音听诊与呼吸、体位的关系中下列情况哪项是错误的
A. 二尖瓣狭窄杂音——左侧卧位清楚
B. 三尖瓣关闭不全杂音——吸气后清楚
C. 主动脉瓣关闭不全杂音——前倾位清楚
D. 肺动脉瓣狭窄杂音——呼气后清楚
E. 心包叩击音——呼气时加强

26. 下列病变时，心界叩诊变化错误的是
A. 左心室增大——向左下扩大
B. 右心室增大——同时向两侧扩大，以左为主
C. 心包积液——立卧位心界叩诊不一致
D. 心包积液——相对浊音界扩大，绝对浊音界缩小
E. 左心房增大——心腰部突出

27. 叩诊心脏呈烧瓶心常见于
A. 左心室增大
B. 右心室增大
C. 左、右心室增大
D. 心包积液
E. 心肌炎

28. 引起肺动脉瓣第二心音亢进的疾病是
A. 主动脉瓣狭窄
B. 肺动脉瓣狭窄
C. 主动脉瓣关闭不全
D. 二尖瓣狭窄
E. 肺动脉瓣关闭不全

29. 下列哪项改变可提示心力衰竭
A. 交替脉
B. 水冲脉
C. 脉搏短绌
D. 奇脉
E. 脉细快无力

30. 下列哪项不是生理性第三心音的特点
A. 只见于部分儿童及青少年
B. 多于心率不快时发现
C. S_3S_2间距离近于S_1S_2
D. 卧位可消失
E. 轻而低调

31. 第二心音固定分裂常见于
A. 肺动脉瓣狭窄
B. 主动脉瓣关闭不全
C. 主动脉瓣狭窄
D. 肺动脉瓣关闭不全
E. 房间隔缺损

32. 左心衰竭时出现第二心音逆分裂的原因是
A. 吸气时，右心室射血期延长
B. 吸气时，左心室射血期延长
C. 呼气时，右心室射血期延长
D. 呼气时，左心室射血期延长
E. 以上都不是

33. 最容易出现舒张期奔马律的疾病是
A. 主动脉瓣狭窄
B. 肺动脉瓣狭窄
C. 主动脉瓣关闭不全
D. 二尖瓣狭窄
E. 心力衰竭

34. 毛细血管搏动征最常见于
A. 甲亢
B. 贫血
C. 主动脉瓣关闭不全
D. 二尖瓣关闭不全

E. 主动脉瓣狭窄

35. Graham-Steell 杂音最常见于
A. 主动脉瓣狭窄
B. 肺动脉瓣狭窄
C. 主动脉瓣关闭不全
D. 二尖瓣狭窄
E. 二尖瓣关闭不全

36. 脉压减小见于
A. 贫血
B. 甲亢
C. 主动脉瓣关闭不全
D. 动脉导管未闭
E. 缩窄性心包炎

37. 杂音产生机制是
A. 血流加速
B. 瓣膜狭窄或关闭不全
C. 异常血流通道
D. 心腔结构异常
E. 以上全是

38. 腹部检查中哪项最重要
A. 视诊
B. 触诊
C. 叩诊
D. 听诊
E. 嗅诊

39. 腹部检查的正确顺序为
A. 视诊、触诊、叩诊、听诊
B. 视诊、听诊、触诊、叩诊
C. 叩诊、视诊、触诊、听诊
D. 听诊、视诊、触诊、叩诊
E. 听诊、触诊、视诊、叩诊

40. 以下不是全腹膨隆原因的是
A. 腹水
B. 腹内积气
C. 腹内巨大肿块
D. 肥胖
E. 斜疝

41. 腹围正确的测量方法为
A. 患者排尿后平卧，用软尺经脐绕腹一周，测得的周长为腹围
B. 患者排尿后平卧，用软尺绕腹一周，测得的周长为腹围
C. 患者排尿后平卧，用软尺经两髂前上棘绕腹一周，测得的周长为腹围
D. 患者排尿后平卧，用软尺经两侧肋弓下缘绕腹一周，测得的周长为腹围
E. 患者排尿后平卧，用软尺经上腹部绕腹一周，测得的周长为腹围

42. 蛙腹见于下列哪种情况
A. 腹膜有炎症或肿瘤浸润
B. 腹腔大量积液
C. 腹腔大量积气
D. 腹腔巨大肿瘤
E. 腹壁上的肿物

43. 尖腹见于下列哪种情况
A. 腹膜有炎症或肿瘤浸润
B. 腹腔大量积液
C. 腹腔大量积气
D. 腹腔巨大肿瘤
E. 腹壁上的肿物

44. 门静脉高压时，腹壁浅静脉的血流方向为
A. 脐以上血流方向由下至上，脐以下血流由上至下
B. 脐以上血流方向由上至下，脐以下血流由下至上
C. 以脐为中心向四周伸展
D. 脐以上血流方向由上至下，脐以下血流由上至下
E. 脐以上血流方向由下至上，脐以下血流由下至上

45. 患者张某，腹部查体见腹壁浅静脉曲张，脐以上血流方向由下至上，脐以下血流由下至上，该患可能是下列哪种情况
A. 上腔静脉阻塞
B. 下腔静脉阻塞
C. 门静脉高压

D. 髂内静脉阻塞
E. 髂外静脉阻塞

46. 下列有关腹式呼吸的描述哪一项是正确的
A. 男性以腹式呼吸为主
B. 小儿以胸式呼吸为主
C. 成年女性以腹式呼吸为主
D. 腹水时患者腹式呼吸增强
E. 膈肌麻痹时腹式呼吸增强

47. 上腹部出现明显胃蠕动波，常见于下列哪种疾病
A. 急性胃炎
B. 胃黏膜脱垂
C. 胃癌
D. 胃溃疡
E. 幽门梗阻

48. 某患者腹胀、呕吐 2 天，清晨空腹于我院就诊，查体发现上腹部振水音，最可能是
A. 正常
B. 胃内大量液体潴留
C. 腹腔内有大量液体
D. 腹腔内有游离气体
E. 腹腔内有肿块

49. 腹部柔韧感最常见于
A. 胃穿孔
B. 腹腔内出血
C. 急性弥漫性腹膜炎
D. 结核性腹膜炎
E. 急性阑尾炎

50. 局限性肝大见于下列哪种情况
A. 柏-查（Budd - Chiari）综合征
B. 肝肿瘤
C. 白血病
D. 血吸虫病
E. 华支睾吸虫病

51. 下列疾病中哪一项不是肝下移的病因
A. 内脏下垂
B. 肺气肿
C. 右侧胸腔大量积液
D. 右侧气胸
E. 肝炎

52. 腹腔内有多少游离液体时，可感到液波震颤
A. 1000ml
B. 1500 ml
C. 2000 ml
D. 2500 ml
E. 3000～4000 ml

53. 患者男，35 岁，上腹部规律性疼痛 5 年，多于秋季出现。1 周以来饭后上腹部饱胀不适，呕吐大量酸臭宿食，吐后腹胀明显减轻，腹部查体见胃型及蠕动波，该患者可能的诊断为
A. 急性胰腺炎
B. 肠梗阻
C. 急性胃炎
D. 幽门梗阻
E. 急性胆囊炎

54. 下列哪项叙述是肾下垂的正确概念
A. 在深吸气时能触到肾下极
B. 在深吸气时能触到 1/2 以上的肾
C. 在深呼气时能触到 1/2 以上的肾
D. 在深吸气时能触到 2/3 以上的肾
E. 在深吸气时能触到 1/4 以上的肾

55. 肝进行性肿大，质地坚硬，有结节感，最常见于
A. 肝淤血
B. 慢性肝炎
C. 肝癌
D. 脂肪肝
E. 急性肝炎

56. 肝较常用的触诊方法是
A. 双手触诊法
B. 钩指触诊法
C. 单手触诊法
D. 冲击触诊法
E. 浅部触诊法

57. 肝颈静脉回流征阳性最常见于下列哪种疾病

A. 左心衰竭
B. 肺气肿
C. 大量腹水
D. 右心衰竭
E. 三尖瓣关闭不全

58. 墨菲（Murphy）征阳性见于
A. 急性胰腺炎
B. 急性阑尾炎
C. 急性胆囊炎
D. 消化性溃疡
E. 急性肝炎

59. 腹腔内有多少游离液体时，移动性浊音阳性
A. 100ml
B. 300 ml
C. 500ml
D. 700 ml
E. 1000 ml

60. 肝浊音界消失见于下列哪种情况
A. 急性胃肠穿孔
B. 急性胰腺炎
C. 急性胆囊炎
D. 急性阑尾炎
E. 急性肠梗阻

61. 肠鸣音活跃常见于
A. 腹膜炎
B. 肠麻痹
C. 机械性肠梗阻
D. 急性胃肠炎
E. 低钾血症

62. 患者男，35 岁，腹部剧烈绞痛 5 小时，伴呕吐，不排气，腹胀。腹部查体可闻及金属音，肠鸣音 8 次/分，该患者最可能的诊断为
A. 急性胰腺炎
B. 急性机械性肠梗阻
C. 急性胃炎
D. 幽门梗阻
E. 急性胆囊炎

63. Courvoisier 征阳性见于下列何种疾病
A. 急性胰腺炎
B. 急性机械性肠梗阻
C. 胰头癌压迫胆总管
D. 幽门梗阻
E. 急性胆囊炎

64. 患者女，40 岁，发作性上腹痛 5 年。1 周以来上腹部绞痛，向右肩部放射，伴畏寒、发热，腹部查体右肋下可触及 1 个 7cm×4cm×2cm 的包块，表面光滑，呈囊性，触痛明显。该患者可能的诊断为
A. 急性胰腺炎
B. 肠梗阻
C. 急性胃炎
D. 幽门梗阻
E. 急性胆囊炎

65. 患者男，35 岁，上腹部规律性疼痛 5 年，多于秋季出现。1 周以来每晚 12 点左右出现上腹痛，3 小时前患者进食后突然出现持续性剧烈腹痛，以上腹正中为重，不敢呼吸，腹部查体：板状腹，全腹压痛（+），反跳痛（+），肝浊音界消失，肠鸣音减弱。该患者可能的诊断为
A. 急性胰腺炎
B. 肠梗阻
C. 十二指肠球部溃疡急性穿孔
D. 幽门梗阻
E. 急性胆囊炎

66. 肝触诊时，浮沉触诊法用于下列哪种情况
A. 腹膜炎时肝触诊
B. 大量腹水时肝触诊
C. 肥胖患者的肝触诊
D. 单手触诊不满意时
E. 双手触诊不满意时

67. 肝震颤见于下列哪种疾病
A. 急性肝炎
B. 肝硬化
C. 脂肪肝

D. 肝包虫病
E. 肝癌

68. 腹腔积液和腹腔积气鉴别，下列哪项最有价值
A. 腹部外形
B. 腹壁张力
C. 移动体位时其形态有无改变
D. 肝浊音界改变
E. 移动性浊音

69. 呕血最常见的原因是
A. 胃癌
B. 急性胃黏膜病变
C. 食管或胃底静脉曲张破裂
D. 消化性溃疡
E. 肝癌

70. 下列哪种疾病可以出现慢性腹痛
A. 急性肠炎
B. 急性胰腺炎
C. 消化性溃疡
D. 胃肠穿孔
E. 肠套叠

71. 下列哪项不是躯体性腹痛的特点
A. 定位准确
B. 程度剧烈而持续
C. 可有局部腹肌强直
D. 疼痛部位不确切
E. 腹痛可因咳嗽、体位改变而加重

72. 呕吐大量酸臭宿食可见于
A. 急性胰腺炎
B. 肠梗阻
C. 急性胃炎
D. 幽门梗阻
E. 急性胆囊炎

73. 隐性黄疸是指胆红素值
A. $< 17.1\mu mol/L$
B. $17.1 \sim 34.2\mu mol/L$
C. $> 34.2\mu mol/L$
D. $> 44.2\mu mol/L$
E. $1.71 \sim 3.42\mu mol/L$

74. 关于呕血，下列叙述哪项不正确
A. 病因最多为消化性溃疡
B. 出血前有上腹部不适、恶心、呕吐等
C. 出血方式为呕出
D. 出血前有喉部痒感、咳嗽等
E. 血中混有食物残渣和胃液

75. 下列哪一个疾病引起溶血性贫血
A. Gilbert 综合征
B. Dubin-Johnson 综合征
C. 遗传性球形红细胞增多症
D. Rotor 综合征
E. Crigler-Najjar 综合征

76. 脾高度肿大常见于
A. 慢性粒细胞白血病
B. 肝硬化
C. 慢性溶血性黄疸
D. 急性肝炎
E. 慢性肝炎

77. 均匀体型者的正常肝上界（在右锁骨中线上）在第几肋间
A. 第 7 肋间
B. 第 5 肋间
C. 第 6 肋间
D. 第 8 肋间
E. 第 9 肋间

78. 以下说法不正确的是
A. 正常人脊柱无侧弯
B. 姿势性侧凸无脊柱结构异常
C. 器质性侧弯改变体位可纠正
D. 正常人脊柱有四个生理侧弯
E. 脊柱结核可见成角畸形

79. 以下除外哪项均可用于腰骶椎的体检
A. 摇摆试验
B. 拾物试验
C. 直腿抬高试验
D. 旋颈试验
E. 屈颈试验

80. 自主神经检查不包括
A. 眼心反射
B. 卧立位反射

C. 皮肤划痕反射
D. 发汗试验
E. 膝反射

81. 以下哪种说法错误
A. 桡神经损伤——腕下垂
B. 正中神经损伤——猿手
C. 尺神经损伤——爪形手
D. 肘关节后脱位——成角畸形
E. Colles 骨折——餐叉样畸形

82. 以下关于肌力的说法哪项不正确
A. 0 级：完全瘫痪
B. 1 级：肢体可在床面上水平移动
C. 3 级：肢体抬离床面但不能抗阻力
D. 5 级：正常肌力
E. 2 级：肢体可在床面上水平移动，但不能抬离床面

83. 浅反射不包括
A. 角膜反射
B. 提睾反射
C. 膝反射
D. 咽反射
E. 肛门反射

84. 以下哪项属于病理反射
A. 跟腱反射
B. 角膜反射
C. Babinski 征
D. 脑膜刺激征
E. 膝反射

85. 以下哪三对颅神经支配眼球运动
A. 动眼神经、展神经、滑车神经
B. 三叉神经、面神经、动眼神经
C. 展神经、滑车神经、视神经
D. 滑车神经、展神经、视神经
E. 视神经、滑车神经、三叉神经

86. 以下除哪项外均可用于共济失调的体检
A. 指鼻试验
B. 跟-膝-胫试验
C. 闭目难立征
D. 跖反射
E. 轮替动作

87. 以下哪种为复合感觉
A. 实体觉
B. 痛觉
C. 温度觉
D. 位置觉
E. 触觉

88. 代谢性酸中毒的机制或原因解释哪项不对
A. HCO_3^- 下降为继发性改变
B. 机体产酸过多
C. 碱性物质损失过多
D. 大量使用水杨酸类药物
E. 糖尿病酮症

89. 对呼吸性碱中毒的描述哪项不对
A. 原发性 $PaCO_2$ 下降
B. 机械通气不当可引起呼吸性碱中毒
C. $PaCO_2$ 增高
D. 癔症可引起呼吸性碱中毒
E. pH 值可正常

90. 在下列关于动脉血二氧化碳分压的描述中，哪项是错误的
A. 是判断呼吸衰竭类型与程度的指标
B. 正常值为 35～45mmHg
C. 是判断呼吸性酸碱平衡失调的指标
D. 可用来判断代谢性酸碱平衡失调的代偿反应
E. Ⅱ型呼吸衰竭动脉血二氧化碳分压必须小于 50mmHg

A3/A4 型题

患者女性，18 岁，因急性淋巴细胞白血病进行静脉输血治疗，输血约 15ml 后，主诉头胀痛，四肢麻木，腰背部剧烈疼痛及胸闷。

1. 此时患者可能出现
A. 酱油色尿
B. 洗肉水样尿

C. 透明尿
D. 粉红色尿
E. 乳糜尿

2. 化验检查最可能出现的结果是
A. 直接胆红素升高
B. 间接胆红素升高
C. 血红蛋白升高
D. 白细胞升高
E. 血小板升高

3. 患者缺氧的临床表现主要是
A. 皮肤湿冷，尿量减少
B. 面色潮红，脉搏洪大
C. 辗转反侧，呻吟不止
D. 烦躁不安，口唇发绀
E. 头晕眼花，血压下降

4. 患者行血气分析检查最有可能出现的结果为
A. PaO_2 90mmHg，$PaCO_2$ 30mmHg
B. PaO_2 50mmHg，$PaCO_2$ 30mmHg
C. PaO_2 50mmHg，$PaCO_2$ 70mmHg
D. PaO_2 90mmHg，$PaCO_2$ 45mmHg
E. PaO_2 70mmHg，$PaCO_2$ 30mmHg

患者男性，43 岁，因腹痛伴发热、恶心、呕吐，以急性胃肠炎收住入院，入院时患者呈急性面容，精神萎靡，查体：体温 38.1℃，粪便呈水样。

5. 属于主观资料的是
A. 水样粪便
B. 恶心、呕吐
C. 体温 38.1℃
D. 腹痛
E. 急性面容

6. 对该患者首先应解决的问题是
A. 精神萎靡
B. 疼痛
C. 焦虑
D. 发热体温 38.1℃
E. 体液不足

患者女性，68 岁。2 型糖尿病 15 年，皮下注射胰岛素控制血糖。入院时大汗淋漓，高热，呼出气体呈烂苹果味。住院治疗 1 周，血糖控制在正常范围。

7. 患者呼出的气体呈烂苹果味，收集此资料的方法属于
A. 视觉收集法
B. 触觉收集法
C. 听觉收集法
D. 嗅觉收集法
E. 味觉收集法

8. 患者认为出院后不需监督血糖，此时患者的主要问题是
A. 潜在的血糖升高
B. 感染的危险
C. 知识缺乏
D. 食欲下降
E. 不合作

患者男性，50 岁。既往高血压病史 10 年，1 个月前出现疲乏症状，近日出现劳力性呼吸困难，经休息后缓解。

9. 患者最可能出现
A. 慢性左心衰竭
B. 急性肺水肿
C. 高血压危象
D. 慢性右心衰竭
E. 急性左心衰竭

10. 患者查体最可能出现的体征为
A. 心界向左增大
B. 心界向左下增大
C. 心界向右增大
D. 心腰膨出
E. 心界无改变

患者女性，46 岁，诊断为肝硬化，入院 2 天后突然出现呕血。

11. 提示胃内积血量为
A. 50～70ml
B. 70～100ml

C. 100～150ml

D. 150～250ml

E. 250～300ml

12. 患者最有可能出现的体征为

A. 肝掌

B. 蜘蛛痣

C. 黄疸

D. 移动性浊音

E. 腹部静脉曲张

患者男性，35 岁，上腹部疼痛间歇性发作 4 年，多出现在夜间，进食可缓解。近一周反复呕吐，呕吐大量呈酸腐味的宿食，呕吐后疼痛减轻。

13. 此患者最可能的诊断是

A. 胃癌

B. 慢性胃炎

C. 胃溃疡伴幽门梗阻

D. 十二指肠溃疡伴幽门梗阻

E. 溃疡癌变

14. 此患者最可能出现的体征为

A. 移动性浊音

B. 振水音

C. 脐周血管杂音

D. 肠鸣音亢进

E. 搔弹音

患者女性，45 岁，间断左下腹部疼痛伴腹泻近 3 年，每天排便 4～5 次，常有里急后重感，并且排便后疼痛能够缓解。

15. 该患者最有可能的诊断为

A. 肠结核

B. 细菌性痢疾

C. 溃疡性结肠炎

D. 克罗恩病

E. 阿米巴病

16. 患者最有可能出现的大便为

A. 正常大便

B. 黄色稀便

C. 白陶土大便

D. 黏液血便

E. 柏油样变

患者女性，26 岁，反复右下腹部疼痛，腹泻 3 个月，低热、盗汗，X 线钡剂检查发现回盲部有跳跃征。

17. 对该患者的情况首先考虑

A. 溃疡性结肠炎

B. 肠结核

C. 上消化道出血

D. 结肠癌

E. 急性胃肠炎

18. 患者最有可能出现的大便为

A. 正常大便

B. 黄色黏液稀便

C. 白陶土大便

D. 黏液血便

E. 柏油样变

患者男性，56 岁，中午饮酒后突然出现上腹部剧烈刀割样疼痛，向腰背部呈带状放射。继而呕出胆汁，伴高热。急诊入院体检：急性痛苦面容，全腹疼痛，腹肌紧张。

19. 据现有资料，该患者最有可能的诊断是

A. 溃疡穿孔

B. 上消化道出血

C. 急性胆囊炎

D. 急性胰腺炎

E. 原发性肝癌

20. 患者最有可能出现的体征为

A. 墨菲（Murphy）征阳性

B. 移动性浊音

C. 肝浊音界增大

D. 脾大

E. 腹壁静脉曲张

患者女性，一日前淋雨后发热，体温 39°，咳铁锈色痰。

21. 该患者最有可能的诊断是

A. 肺结核
B. 肺脓肿
C. 大叶性肺炎
D. 间质性肺炎
E. 气胸

22. 该患者发热的类型最有可能为
A. 稽留热
B. 波状热
C. 弛张热
D. 回归热
E. 间歇热

23. 该患者肺部叩诊可出现
A. 清音
B. 过清音
C. 鼓音
D. 浊音
E. 实音

24. 该患者听诊可闻及
A. 语音共振减弱
B. 支气管呼吸音
C. 肺泡呼吸音
D. 干啰音
E. 捻发音

患者女性，25 岁，体检发现心脏杂音 10 余年，既往风湿病史，一日前因呼吸道感染后出现喘憋，端坐呼吸，查体 BP 120/70mmHg，双肺可闻及湿啰音，心率 112 次/分，心律不齐。M 型超声心动图示二尖瓣“城垛样变化”。

25. 该患者最有可能的诊断是
A. 二尖瓣狭窄
B. 二尖瓣关闭不全
C. 主动脉瓣狭窄
D. 主动脉瓣关闭不全
E. 三尖瓣关闭不全

26. 该患者的心音变化是
A. 第一心音增强
B. 第一心音减弱
C. A2 亢进
D. P2 亢进
E. P2 减弱

27. 该患者可出现哪种杂音
A. 心尖部收缩期杂音
B. 心尖部舒张中晚期杂音
C. 心尖部舒张早期杂音
D. 三尖瓣区持续性杂音
E. 三尖瓣区舒张期杂音

28. 该患者心律不齐的原因最可能是
A. 心房颤动
B. 心房扑动
C. 室性期前收缩
D. 房性期前收缩
E. 窦性心律不齐

29. 该患者可出现下列哪种表现
A. 颈动脉异常搏动
B. 颈静脉怒张
C. 血压升高
D. 水冲脉
E. 脉搏短绌

30. 患者心脏叩诊最可能出现的体征为
A. 心界向左增大
B. 心界向左下增大
C. 心界向右增大
D. 全心扩大
E. 心界无改变

B_1 型题

A. 稽留热
B. 弛张热
C. 间歇热
D. 波状热
E. 回归热

1. 大叶性肺炎
2. 败血症
3. 肾盂肾炎
4. 布鲁菌病
5. 霍奇金病

A. 黏液性痰
B. 恶臭痰
C. 铁锈色痰

D. 黄绿色痰

E. 粉红色泡沫样痰

6. 急性左心衰竭

7. 铜绿假单胞菌（绿脓杆菌）肺炎

8. 厌氧菌感染

9. 支气管哮喘

10. 大叶性肺炎

A. 分泌性腹泻

B. 消化功能障碍性腹泻

C. 渗透性腹泻

D. 动力性腹泻

E. 吸收不良性腹泻

11. 慢性胰腺炎

12. 乳糖酶缺乏

13. 溃疡性结肠炎

14. 甲状腺功能亢进

15. 吸收不良综合征

A. 面色潮红，兴奋不安，鼻翼扇动，口唇疱疹，表情痛苦

B. 面容憔悴，面色晦暗或苍白无华，目光暗淡

C. 面色苍白，唇舌色淡，表情疲惫

D. 面色晦暗，额部、鼻背、双颊有褐色色素沉着

E. 面色苍白，眼睑、颜面水肿，舌色淡、舌缘有齿痕

16. 急性病容

17. 慢性病容

18. 贫血面容

19. 肝病面容

20. 肾病面容

A. 强迫俯卧位

B. 强迫仰卧位

C. 强迫侧卧位

D. 强迫坐位

E. 强迫蹲位

21. 急性腹膜炎

22. 脊柱疾病

23. 胸腔积液

24. 心力衰竭

25. 先天性发绀型心脏病

A. 蹒跚步态

B. 醉酒步态

C. 共济失调步态

D. 慌张步态

E. 跨阈步态

26. 患足下垂，行走时必须抬高下肢才能起步

27. 行走时躯干重心不稳，步态紊乱不准确如醉酒状

28. 走路时身体左右摇摆似鸭行

29. 起步后小步急速趋行，身体前倾，有难以止步之势

30. 起步时一脚高抬，骤然垂落，且双目向下注视，两脚间距很宽，以防身体倾斜，闭目时则不能保持平衡

第二套模拟试卷答案

A_1/A_2 型题

1. C　解析：心跳频率改变时对低压有较大影响。心率增快，舒张期偏短，在较短时间内通过小动脉流向外周的血液也较少，因而心脏舒张期末在主动脉中存流的血量增多，导致低压高。动脉管壁的弹性对低压也有影响。老年时，血管胶原纤维增生，逐渐取代平滑肌与弹性纤维，再加之动脉粥样硬化，血管壁弹性减少，使缓冲作用减小，收缩时收缩压增大，舒张时舒张压减小，脉压增大。

2. E　解析：心房颤动的临床表现为第一心音不等，心律绝对不齐，脉搏短绌。

3.C　解析：由于大量的心包积液或迅速增长的少量积液，使心室舒张受阻，心排血量降低，临床表现为急性循环衰竭，如血压下降、心率增快、呼吸困难、发绀、面色苍白、出汗、颈静脉怒张等。

4.B　解析：右心衰竭主要引起体循环淤血。

5.E　解析：风心病时最易受侵犯的瓣膜是二尖瓣及主动脉瓣。

6.C　解析：左心室增大时，向左下移位，见于主动脉瓣关闭不全。右心室增大时，向左侧移位，见于二尖瓣狭窄。左、右心室增大向左下移位，伴心浊音界向两侧扩大，见于扩张型心肌病等。

7.A　解析：奇脉是指吸气时脉搏明显减弱或消失，系左心室搏血量减少所致。正常人脉搏强弱不受呼吸周期影响。当有心脏压塞或心包缩窄时，吸气时一方面由于右心舒张受限，回心血量减少而影响右心排血量，右心室排入肺循环的血量减少，另一方面肺循环受吸气时胸腔负压的影响，肺血管扩张，致使肺静脉回流入左心房血量减少，因而左心室排血也减少。这些因素形成吸气时脉搏减弱，甚至不能触及，故又称“吸停脉”。明显的奇脉触诊时即可按知，不明显的可用血压计检测，吸气时收缩压较呼气时降低 10mmHg 以上。

8.E　解析：参见第 3 题。

9.A　解析：参见第 7 题。

10.D　解析：右心衰竭主要表现为体循环淤血为主的综合征。右心衰竭主要是右心室排血功能障碍，见于肺心病、三尖瓣或肺动脉瓣疾病，并常继发于左心衰竭。此时心排血量减少，体循环淤血，静脉压增高，常伴有下肢水肿，严重时可发生全身性水肿。

11.C　解析：S1 的产生机制多认为是由于瓣膜关闭，瓣叶突然紧张产生振动而发出声音。

12.A　解析：常见于二尖瓣狭窄。由于心室充盈减慢减少，以致在心室开始收缩时二尖瓣位置低垂，以及由于心室充盈减少，使心室收缩时左心室内压上升加速和收缩时间缩短，造成瓣膜关闭振动幅度大，因而 S1 亢进。但是，二尖瓣狭窄时如果伴有严重的瓣叶病变，瓣叶显著纤维化或钙化，使瓣叶增厚、僵硬，瓣膜活动明显受限，则 S1 反而减弱。另外，在心肌收缩力增强和心动过速时，如高热、贫血、甲状腺功能亢进等时均可使 S1 增强。

13.B　解析：脉搏骤起骤落，犹如潮水涨落，故名“水冲脉”。是由于周围血管扩张或存在分流、反流导致脉压变大。前者常见于甲状腺功能亢进、严重贫血、脚气病等，后者常见于主动脉瓣关闭不全、先天性心脏病动脉导管未闭、动静脉瘘等。检查者握紧患者手腕掌面，将其前臂高举过头部，可明显感知桡动脉犹如水冲的急促而有力的脉搏冲击。

14.C　解析：主动脉瓣关闭不全时心尖搏动弥散有力，向左下移位。听诊特点为胸骨左缘闻及高音调、吹风样递减型舒张早期或全舒张期杂音，呈叹气样或泼水样。坐位、前倾、深吸气时最清楚。重度反流时，在心尖部常可闻及隆隆样舒张期杂音（Austin-Flint 杂音）。急性主动脉瓣关闭不全，脉压轻度增加，无明显周围血管征。

15.C　解析：右心衰竭主要由肺动脉高压引起，二尖瓣狭窄先引起左房增大，继而发生肺动脉高压。

16.E　解析：左房舒张期瘤体阻塞二尖瓣口，而出现隆隆样杂音，酷似二尖瓣狭窄。

17.E　解析：导致周围血管征出现的最常见疾病为主动脉瓣关闭不全。当主动脉瓣关闭不全时，心脏代偿性地收缩增强，以便在收缩期有足够的血液射入主动脉乃至全身小动脉，使收缩压上升，脉搏强而有力，出现洪脉。而在心脏舒张期时，由于主动脉瓣关闭不全，主动脉内大量血液反流入左心室，使主动脉及小动脉、毛细血管发生代偿性收缩，因而动脉的收缩压与舒张压之差增大，形成水冲脉、枪击音、Duroziez 双重音及毛细血管搏动征等一系列周围血管征。

18. E　解析：二尖瓣狭窄伴心房颤动时由于左心房压力升高，血流紊乱，容易导致血栓形成。

19. C　解析：在一般情况下，震颤见于某些先天性心脏病或狭窄性瓣膜病变，而瓣膜关闭不全时，则较少有震颤，仅在房室瓣重度关闭不全时可触及震颤。除右心（三尖瓣及肺动脉瓣）所产生的震颤外，震颤在深呼气后较易触及。临床上凡触及震颤均可认为心脏有器质性病变。触诊有震颤者，多数也可听到响亮的杂音。

20. C　解析：二尖瓣狭窄由于左心房压力升高，易发生心房颤动。

21. D　解析：狭窄重时脉压变小，心尖搏动呈抬举性，心底部收缩期震颤，主动脉瓣区最明显。第一心音较轻，第二心音减弱且呈单心音，可有第二心音逆分裂及第四心音，瓣膜弹性好时可有主动脉瓣喷射音。主动脉瓣区有 3 级以上较粗糙的收缩期喷射性杂音，可向两侧颈部及锁骨下传导。左心室肥厚、轻度增大。

22. C　解析：可在心前区或胸骨左缘第 3、4 肋间触及，多呈收缩期和舒张期双相的粗糙摩擦感，以收缩期、前倾体位和呼气末（使心脏靠近胸壁）更为明显。心包摩擦感是由于急性心包炎时心包膜纤维素渗出致表面粗糙，心脏收缩时脏层与壁层心包摩擦产生的振动传至胸壁所致。随着渗液的增多，使心包脏层与壁层分离，摩擦感则消失。

23. B　解析：该疾病为二尖瓣狭窄，通常不会产生舒张期奔马律。

24. E　解析：二尖瓣狭窄患者，心尖部舒张期杂音很轻微时，坐位时听不清楚，当改为左侧卧位时，可使心脏更贴近胸壁，同时血液由于重力影响流入左心室亦可加速，故杂音可以增强。

25. D　解析：左侧卧位可使二尖瓣狭窄的舒张期隆隆样杂音更明显；前倾坐位时易于闻及主动脉瓣关闭不全的叹气样杂音；深吸气时，胸腔负压增加，回心血量增多，与右心相关的杂音（如三尖瓣与肺动脉瓣狭窄或关闭不全杂音）增强。

26. D　解析：

因素	心浊音界	临床常见疾病
左心室增大	向左下增大，心腰加深，心界似靴形	主动脉瓣关闭不全等
右心室增大	轻度增大：绝对浊音界增大，相对浊音界无明显改变；显著增大：心界向左右两侧增大，以向左扩大为著	肺源性心脏病或房间隔缺损等
左、右心室增大	心浊音界向两侧增大，且左界向左下增大，称普大形	扩张型心肌病等
左心房增大或合并肺动脉段扩大	左房显著增大：胸骨左缘第 3 肋间心界增大，心腰消失 左房与肺动脉段均增大：胸骨左缘第 2、3 肋间心界增大，心腰更为丰满或膨出，心界如梨形	二尖瓣狭窄等
主动脉扩张	胸骨右缘第 1、2 肋间浊音界增宽，常伴收缩期搏动	升主动脉瘤等
心包积液	两侧增大，相对、绝对浊音界几乎相同，并随体位而改变，坐位时心界呈三角形烧瓶样，卧位时心底部浊音增宽	心包积液

27.D 解析：见第26题。

28.B 解析：肺循环阻力增高或血流量增多时，肺动脉压力增高，S2的肺动脉瓣部分（P2）亢进，可向胸骨左缘第3肋间传导，但不向心尖部传导。

29.A 解析：交替脉是指脉律正常而脉搏强弱交替的一种病理现象，以坐位时明显。与左心室的收缩力强弱交替有关，往往提示左心功能不全——心肌损伤与衰竭，是隐性心力衰竭的有力证据。

30.D 解析：出现在心室舒张早期，快速充盈期之末，认为是由于心室快速充盈的血液自心房冲击室壁，使心室壁、腱索和乳头肌突然紧张、振动所致，音调轻而低，持续时间短（约0.04s），局限于心尖部及其内上方，仰卧位、呼气时较清楚。

31.E 解析：固定分裂指S2分裂不受吸气、呼气的影响，S2分裂的两个成分时距较固定，见于先天性心脏病房间隔缺损。

32.D 解析：指主动脉瓣关闭迟于肺动脉瓣，吸气时分裂变窄，呼气时变宽。左心衰竭患者呼气时左心排血受阻，排血时间延长使主动脉瓣关闭明显延迟，可出现S2反常分裂。

33.E 解析：舒张早期奔马律最为常见，是病理性的S3。常伴有心率增快，使S2和S3的间距与S1和S2的间距相仿，听诊音调低、强度弱，又称第三心音奔马律。它与生理性S3的主要区别是后者见于健康人，尤其是儿童和青少年，在心率不快时易发现，S3与S2的间距短于S1与S2的间距，左侧卧位及呼气末明显，且在坐位或立位时S3可消失。一般认为舒张早期奔马律是由于心室舒张期负荷过重，心肌张力减低与顺应性减退，以致心室舒张时，血液充盈引起室壁振动。舒张早期奔马律的出现，提示有严重器质性心脏病，常见于心力衰竭、急性心肌梗死、重症心肌炎与扩张型心肌病等。

34.C 解析：用手指轻压患者指甲末端或以玻片轻压患者口唇黏膜，使局部发白，当心脏收缩和舒张时则发白的局部边缘发生有规律的红、白交替改变即为毛细血管搏动征，多见于主动脉瓣关闭不全。

35.D 解析：严重肺动脉高压时，可在胸骨左缘第2～4肋间闻及一高调、递减型的舒张早中期杂音，呈吹风样，沿胸骨左缘向三尖瓣区传导，吸气时增强。二尖瓣狭窄时，肺动脉及其瓣环扩张，造成相对性肺动脉瓣关闭不全的杂音（Graham-Steell杂音）。

36.E 解析：脉压减小，可见于主动脉瓣狭窄、缩窄性心包炎、心包积液及严重心力衰竭患者。

37.E 解析：在血流加速、异常血流通道、血管管径异常、瓣膜狭窄或关闭不全等情况下，可使层流转变为湍流或漩涡而冲击心壁、大血管壁、瓣膜、腱索等使之振动而在相应部位产生杂音。

38.B 解析：触诊是腹部检查的主要方法，对腹部体征的认知和疾病的诊断具有重要意义。

39.B 解析：由于腹部触诊可造成肠鸣音活跃，故检查顺序应为视诊、听诊、触诊、叩诊。

40.E 解析：因生理状况如肥胖、妊娠，或病理状况如腹水、腹内积气、巨大肿瘤等引起。

41.A 解析：略。

42.B 解析：腹腔内有大量积液称为腹水。平卧位时腹壁松弛，液体下沉于腹腔两侧，导致侧腹部明显膨出，扁而宽，称为蛙腹。

43.A　解析：腹膜有炎症或肿瘤浸润时，腹部常呈尖凸型，称为尖腹。

44.C　解析：门静脉阻塞有门静脉高压时，腹壁曲张静脉常以脐为中心向四周伸展。

45.B　解析：下腔静脉阻塞时，曲张的静脉大多分布在腹壁两侧，有时在臀部及股部外侧，脐以下的腹壁浅静脉血流方向也转流向上。

46.A　解析：正常人可以见到呼吸时腹壁上下起伏，吸气时上抬，呼气时下陷，即为腹式呼吸运动，男性及小儿以腹式呼吸为主，而成年女性则以胸式呼吸为主，腹壁起伏不明显。腹式呼吸减弱常因腹膜炎症、腹水、急性腹痛、腹腔内巨大肿物或妊娠等引起。腹式呼吸消失常见于胃肠穿孔所致急性腹膜炎或膈肌麻痹等。腹式呼吸增强不多见，常为癔症性呼吸或胸腔疾病（大量积液等）。

47.E　解析：胃肠道发生梗阻时，梗阻近端的胃或肠段饱满而隆起，可显出各自的轮廓，称为胃型或肠型，伴有该部位的蠕动加强，可以看到蠕动波。

48.B　解析：胃内如有多量液体及气体存留，触诊可出现振水音。

49.D　解析：略。

50.B　解析：局限性肝大见于肝脓肿、肝肿瘤及肝囊肿（包括肝包虫病）等。

51.E　解析：肝下移常见于内脏下垂，肺气肿、右侧胸腔大量积液导致的膈肌下降。

52.E　解析：需有 3000～4000ml 以上液体量才能查出。

53.D　解析：餐后较久或数餐后呕吐，见于幽门梗阻，呕吐物可有隔夜宿食。

54.B　解析：肾较易触到，在深吸气时能触到 1/2 以上的肾即为肾下垂。

55.C　解析：正常肝质地柔软，触之如撅起之口唇；急性肝炎及脂肪肝时肝质地稍韧，慢性肝炎及肝淤血质韧如触鼻尖；肝硬化质硬，肝癌质地最坚硬，如触前额。肝脓肿或囊肿有液体时呈囊性感，大而表浅者可能触到波动感。肝边缘锐利，表面扪及细小结节，多见于肝硬化。肝边缘不规则，表面不光滑，呈不均匀的结节状，见于肝癌、多囊肝和肝包虫病。肝表面呈大块状隆起者，见于巨块型肝癌或肝脓肿，肝呈明显分叶状者，见于肝梅毒。

56.C　解析：单手触诊法较为常用。

57.D　解析：肝淤血时，肝可明显肿大，且大小随淤血程度变化较大，表面光滑，边缘圆钝，质韧，也有压痛，肝颈静脉回流征阳性为其特征。

58.C　解析：在吸气过程中发炎的胆囊下移时碰到用力按压的拇指，即可引起疼痛，此为胆囊触痛，如因剧烈疼痛而致吸气中止称为 Murphy 征。

59.E　解析：当腹腔内游离腹水在 1000ml 以上时，即可查出移动性浊音。

60.A　解析：肝浊音界消失代之以鼓音者，多由于肝表面覆有气体所致，是急性胃肠穿孔的一个重要征象，但也可见于腹部大手术后数日内，间位结肠（结肠位于肝与横膈之间）、全内脏转位。

61.D　解析：肠鸣音活跃，见于急性胃肠炎、服用泻药后或胃肠道大出血时。

62.B　解析：如次数多且肠鸣音响亮、高亢，甚至呈叮当声或金属音，称为肠鸣音亢进，见于机械性肠梗阻。

63.C　解析：Courvoisier 征：在胰头癌压迫胆总管导致阻塞时，发生明显黄疸，且逐渐加深，胆囊显著肿大，但无压痛，称为 Courvoisier 征，又称胆总管渐进阻塞征。

64.E　解析：上腹部绞痛，向右肩放射多为肝胆系统疾病，又因可触及 7cm×4cm×2cm 的包块，故应为胆囊疾病。

65.C　解析：肝浊音界消失，肠鸣音减弱，为穿孔的常见体征。

66. B　解析：如遇腹水患者，深部触诊法不能触及肝时，可应用浮沉触诊法。

67. D　解析：肝震颤见于肝包虫病，由于包囊中的多数子囊浮动，撞击囊壁而形成震颤。

68. E　解析：腹腔内有较多的液体存留时，因重力作用，液体多潴留于腹腔的低处，故在此处叩诊呈浊音。

69. D　解析：最常见为消化性溃疡，其次如急性糜烂出血性胃炎、胃癌、胃泌素瘤、胃血管异常如恒径动脉综合征等亦可引起呕血。

70. C　解析：慢性腹痛出现于：

(1) 腹腔脏器慢性炎症：如慢性胃炎、十二指肠炎、慢性胆囊炎及胆道感染、慢性胰腺炎、结核性腹膜炎、溃疡性结肠炎、克罗恩病等。

(2) 消化道运动障碍：如功能性消化不良、肠易激综合征及胆道运动功能障碍等。

(3) 胃、十二指肠溃疡。

(4) 腹腔脏器扭转或梗阻：如慢性胃、肠扭转，十二指肠淤滞，慢性肠梗阻。

(5) 脏器包膜的牵张：实质性器官因病变肿胀，导致包膜张力增加而发生的腹痛，如肝淤血、肝炎、肝脓肿、肝癌等。

(6) 中毒与代谢障碍：如铅中毒、尿毒症等。

(7) 肿瘤压迫及浸润：以恶性肿瘤居多，与肿瘤不断生长、压迫和侵犯感觉神经有关。

71. D　解析：躯体性腹痛是由来自腹膜壁层及腹壁的痛觉信号，经体神经传至脊神经根，反映到相应脊髓节段所支配的皮肤所引起的。其特点是：①定位准确，可在腹部一侧；②程度剧烈而持续；③可有局部腹肌强直；④腹痛可因咳嗽、体位变化而加重。

72. D　解析：餐后较久或数餐后呕吐，见于幽门梗阻，呕吐物可有隔夜宿食。

73. B　解析：正常血清总胆红素为 1.7～17.1μmol/L（0.1～1mg/dl）。胆红素在 17.1～34.2μmol/L（1～2mg/dl），临床不易察觉，称为隐性黄疸，超过 34.2 μmol/L（2mg/dl）时出现临床可见的黄疸。

74. D　解析：出血前有喉部痒感、咳嗽为咯血特征，多见于呼吸系统疾病。

75. C　解析：凡能引起溶血的疾病都可产生溶血性黄疸。①先天性溶血性贫血，如海洋性贫血、遗传性球形红细胞增多症；②后天性获得性溶血性贫血，如自身免疫性溶血性贫血、新生儿溶血、不同血型输血后的溶血以及蚕豆病、蛇毒、阵发性睡眠性血红蛋白尿等引起的溶血。

76. A　解析：脾高度肿大，表面光滑者见于慢性粒细胞白血病、黑热病、慢性疟疾和骨髓纤维化等，表面不平滑而有结节者见于淋巴瘤和恶性组织细胞病。

77. B　解析：匀称体型者的正常肝在右锁骨中线上，其上界在第 5 肋间，下界位于右季肋下缘。二者之间的距离为肝上下径，约为 9～11cm；在右腋中线上，其上界为第 7 肋间，下界相当于第 10 肋骨水平；在右肩胛线上，其上界为第 10 肋间。

78. C　解析：正常人直立时，脊柱从侧面观察有四个生理弯曲，即颈段稍向前凸，胸段稍向后凸，腰椎明显向前凸，骶椎则明显向后凸。器质性侧弯改变体位无法纠正。

79. D　解析：①摇摆试验：患者平卧，屈膝、髋，双手抱于膝前。检查者手扶患者双膝，左右摇摆，如腰部疼痛为阳性。多见于腰骶部病变。②拾物试验：将一物品放在地上，嘱患者拾起。腰椎正常者可两膝伸直，腰部自然弯曲，俯身将物品拾起。如患者先以一手扶膝蹲下，腰部挺直地用手接近物品，此即为拾物试验阳性。多见于腰椎病变如腰椎间盘突出，腰肌外伤及炎症。③直腿抬高试验（Lasegue 征）：患者仰卧，双下肢平伸，检查者一手握患者踝部，一手置于大腿伸侧，分别做双侧直腿抬高动作，腰与大腿正常可达 80°～90°。若抬高不足 70°，且伴有下肢后侧的放射性疼痛，则为阳性。见于腰椎间盘突出症，也可见于单纯性坐骨神经痛。④屈颈试验（Linder 征）：患者仰卧，也可取端坐或直立位，检查者一手置于患者胸前，另一手置于枕后，缓慢、用力地上抬其头部，使颈前屈，若出现下肢放射痛，则为阳性。见于腰椎间盘突出症的“根肩型”患者。其机制是屈颈时，硬脊膜上移，脊神经根被动牵扯，加重了突出的椎间盘对神经根的压迫，因而出现下肢的放射痛。

80. E　解析：略。

81. D　解析：略。

82. B　解析：略。

83. C　解析：略。

84. C　解析：①Babinski 征，体位与检查跖反射一样，用竹签沿患者足底外侧缘，由后向前至近小趾根部并转向内侧，阳性反应为拇趾背伸，余趾呈扇形展开。②Oppenheim 征，检查者用拇指及示指沿患者胫骨前缘用力由上向下滑压，阳性表现同 Babinski 征。③Gordon 征，检查时用手以一定力量捏压腓肠肌，阳性表现同 Babinski 征。

85. A　解析：动眼神经、滑车神经、展神经分别为第 3、4、6 对脑神经，共同支配眼球运动，合称眼球运动神经。

86. D　解析：①指鼻试验，小脑半球病变时同侧指鼻不准；如睁眼时指鼻准确，闭眼时出现障碍则为感觉性共济失调。②跟-膝-胫试验，小脑损害时，动作不稳；感觉性共济失调者则闭眼时足跟难以寻到膝盖。③其他包括快速轮替动作；闭目难立征。

87. A　解析：略。

88. A　解析：略。

89. C　解析：略。

90. E　解析：略。

A_3/A_4 型题

1～4. A　B　D　C　解析：患者出现急性血管内溶血，应有酱油色尿以及间接胆红素的升高；通常氧分压下降后患者容易出现发绀，而二氧化碳的上升可以导致烦躁不安的出现。

5～6. D　E　解析：略。

7～8. D　C　解析：略。

9～10. A　B　解析：患者高血压诊断明确，病程较长，应有高血压慢性并发症，考虑出现左心室肥大并发心力衰竭可能性较大。

11～12. E　E　解析：通常胃内积血量大于 250ml 时患者方出现呕血，而肝硬化患者的呕血多为胃底食管静脉曲张所致，故应有其他静脉曲张表现。

13～14. C　B　解析：呕吐隔夜宿食的患者最有可能的诊断为幽门梗阻，典型体征为振水音。

15～16. C　D　解析：患者病程较长，里急后重，排便后缓解，考虑溃疡性结肠炎可能性较大，大便应为黏液血便。

17～18. B　B　解析：腹泻 3 个月，低热、盗汗，X 线钡剂检查发现回盲部有跳跃征。肠结核诊断明确，典型大便应为黏液稀便。

19～20. C　A　解析：患者于饮酒后出现腹痛，向腰背部放射，呕吐胆汁，考虑急性胆囊炎可能性较大，多伴有 Murphy 征阳性。

21～24. C　A　D　B 解析：大叶性肺炎患者多为稽留热，语音共振增强，肺部叩诊呈浊音，可闻及湿啰音及支气管呼吸音。

25～30. A　A　B　A　E　A 解析：二尖瓣狭窄的患者，由于心排血量减低，患者两颧呈紫红色，口唇轻度发绀。四肢末梢亦见发绀。儿童期发生二尖瓣狭窄者，心前区可见隆起，左乳头移向左上方，并有胸骨左缘收缩期抬举样搏动，中度以上狭窄患者心脏浊音界在胸骨左缘第 3 肋间向左扩大，表示肺动脉和右心室增大。颈静脉搏动明显，表明存在严重肺动脉高压。心脏心尖区第一心音增强，舒张中晚期隆隆样杂音及开放拍击音（开瓣音）为二尖瓣狭窄的典型体征。第二心音与开瓣音间期表示二尖瓣狭窄程度，间期越短，狭窄越重。第一心音亢进及开瓣音的存在提示瓣膜弹性尚可。

B_1 型题

1～5. A　B　C　D　E　解析：①稽留热是指体温恒定地维持在 39～40℃以上的高水平，达数天或数周，24 小时内体温波动范围不超过 1℃。常见于大叶性肺炎、斑疹伤寒及伤寒高热期。②弛张热又称败血症热型。体温常在 39℃以上，波动幅度大，24 小时内波动范围超过 2℃，但都在正常水平以上。常见于败血症、风湿热、重症肺结核及化脓性炎症等。③间歇热时体温骤升达高峰后持续数小时，又迅速降至正常水平，无热期（间歇期）可持续 1 天至数天，如此高热期与无热期反复交替出现。常见于疟疾、急性肾盂肾炎等。④波状热时体温逐渐上升达 39℃或以上，数天后又逐渐下降至正常水平，持续数天后又逐渐升高，如此反复多次。常见于布鲁菌病。⑤回归热时体温急剧上升至 39℃或以上，持续数天后又骤然下降至正常水平。高热期与无热期各持续若干天后规律性交替一次。可见于回归热、霍奇金病。

6～10. E　D　B　A　C　解析：黏液性痰多见于急性支气管炎、支气管哮喘及大叶性肺炎的初期，也可见于慢性支气管炎、肺结核等。浆液性痰见于肺水肿。脓性痰见于化脓性细菌性下呼吸道感染。血性痰是由于呼吸道黏膜受侵害、损害毛细血管或血液渗入肺泡所致。上述各种痰液均可带血。恶臭痰提示有厌氧菌感染。铁锈色痰为典型肺炎球菌肺炎的特征；黄绿色或翠绿色痰，提示铜绿假单胞菌感染；痰白黏稠且牵拉成丝难以咳出，提示有真菌感染；大量稀薄浆液性痰中含粉皮样物，提示棘球蚴病（包虫病）；粉红色泡沫痰是肺水肿的特征。

11～15. B　C　A　D　E　解析：①分泌性腹泻系肠道分泌大量液体超过肠黏膜吸收能力所致。霍乱弧菌外毒素引起的大量水样腹泻即属于典型的分泌性腹泻。肠道感染或非感染性炎症，如阿米巴肠炎、细菌性痢疾、溃疡性结肠炎、克罗恩病、肠结核以及放射性肠炎、肿瘤溃烂等均可使炎症性渗出物增多而致腹泻。某些胃肠道内分泌肿瘤如胃泌素瘤、VIP 瘤所致的腹泻也属于分泌性腹泻。②消化功能障碍性腹泻：由消化液分泌减少所引起，如慢性胰腺炎、慢性萎缩性胃炎、胃大部切除术后。胰、胆管阻塞可因胆汁和胰酶排泌受阻引起消化功能障碍性腹泻。③渗透性腹泻是由肠内容物渗透压增高，阻碍肠内水分与电解质的吸收而引起，如乳糖酶缺乏，乳糖不能水解即形成肠内高渗，服用盐类泻剂或甘露醇等引起的腹泻亦属于此型。④动力性腹泻由肠蠕动亢进致肠内食糜停留时间缩短，未被充分吸收所致，如肠炎、甲状腺功能亢进、糖尿病、胃肠功能紊乱等。⑤吸收不良性腹泻由肠黏膜的吸收面积减少或吸收障碍所引起，如小肠大部分切除、吸收不良综合征、小儿乳糜泻、成人热带及非热带脂肪泻等。

16～20.A　B　C　D　E　解析：①急性病容时面色潮红，兴奋不安，鼻翼扇动，口唇疱疹，表情痛苦。多见于急性感染性疾病，如肺炎球菌肺炎、疟疾、流行性脑脊髓膜炎等。②慢性病容时面容憔悴，面色晦暗或苍白无华，目光暗淡。见于慢性消耗性疾病，如恶性肿瘤、肝硬化、严重结核病等。③贫血面容时面色苍白，唇舌色淡，表情疲惫。见于各种原因所致的贫血。④肝病面容时面色晦暗，额部、鼻背、双颊有褐色色素沉着。见于慢性肝病。⑤肾病面容时面色苍白，眼睑、颜面水肿，舌色淡，舌缘有齿痕。见于慢性肾病。

21～25.B　A　C　D　E　解析：①强迫仰卧位：患者仰卧，双腿蜷曲，借以减轻腹部肌肉的紧张程度。见于急性腹膜炎等。②强迫俯卧位：俯卧位可减轻脊背肌肉的紧张程度。见于脊柱疾病。③强迫侧卧位：有胸膜疾病的患者多采取患侧卧位，可限制患侧胸廓活动而减轻疼痛和有利于健侧代偿呼吸。见于一侧胸膜炎和大量胸腔积液的患者。④强迫坐位：亦称端坐呼吸，患者坐于床沿上，以两手置于膝盖或扶持床边。该体位便于辅助呼吸肌参与呼吸运动，加大膈肌活动度，增加肺通气量，并减少回心血量和减轻心脏负担。见于心、肺功能不全者。⑤强迫蹲位：患者在活动过程中，因呼吸困难和心悸而停止活动并采用蹲踞位或膝胸位以缓解症状。见于先天性发绀型心脏病。

26～30.E　B　A　D　C　解析：蹒跚步态走路时身体左右摇摆似鸭行。见于佝偻病、大骨节病、进行性肌营养不良或先天性双侧髋关节脱位等。醉酒步态行走时躯干重心不稳，步态紊乱不准确如醉酒状。见于小脑疾病、酒精及巴比妥中毒。共济失调步态起步时一脚高抬，骤然垂落，且双目向下注视，两脚间距很宽，以防身体倾斜，闭目时则不能保持平衡。见于脊髓痨患者。慌张步态起步后小步急速趋行，身体前倾，有难以止步之势。见于震颤麻痹患者。跨阈步态由于踝部肌腱、肌肉弛缓，患足下垂，行走时必须抬高下肢才能起步。见于腓总神经麻痹。

（隋　准）